中华医学健康科普工程
国家"十三五"重点出版物



## 做美丽健康优雅女人——

# 女性美丽健康100问

人民日报社《健康时报》组织编写

主　编　李晨玉　庄　玲　殷大奎

中華醫學電子音像出版社
CHINESE MEDICAL MULTIMEDIA PRESS
北　京

图书在版编目（CIP）数据

做美丽健康优雅女人——女性美丽健康100问/李晨玉，庄玲，殷大奎．一北京：中华医学电子音像出版社，2020.5

ISBN 978－7－83005－088－7

Ⅰ.①女…　Ⅱ.①李…　②庄…　③殷…　Ⅲ.①女性-保健-问题解答　Ⅳ.①R173-44

中国版本图书馆CIP数据核字（2020）第071799号

做美丽健康优雅女人——女性美丽健康100问

ZUO MEILI JIANKANG YOUYA NVREN —— NVXING MEILI JIANKANG 100 WEN

---

主　　编：李晨玉　庄　玲　殷大奎
策划编辑：郁　静
责任编辑：赵文羽
文字编辑：王　丽
校　　对：朱士军
责任印刷：李振坤
出版发行：中华医学电子音像出版社
通信地址：北京市西城区东河沿街69号中华医学会610室
邮　　编：100052
E - mail：cma-cmc@cma.org.cn
购书热线：010-51322675
经　　销：新华书店
印　　刷：北京云浩印刷有限责任公司
开　　本：720mm×1020mm　1/16
印　　张：8.5
字　　数：126千字
版　　次：2020年5月第1版　2020年5月第1次印刷
定　　价：69.00元

---

# 编委会名单

# 主要编委介绍（以姓氏笔画为序）

**王　宜**　中国中医科学院广安门医院食疗营养部主任，全国“三八”红旗手标兵，首都十大健康卫士

**牛国卫**　北京小汤山医院有氧运动中心主任，中国医院协会疾病与健康管理分会健康运动学组组长，中国医师协会全民健康促进活动特聘专家

**左小霞**　解放军总医院第八医学中心营养科主任，全国妇联健康教育工程特聘专家，北京市健康科普专家

**史　宇**　解放军总医院第三医学中心急诊科心理医师，著名心理情感专家，中国心理卫生协会会员

**朱学骏**　北京大学第一医院终身教授，中华医学会皮肤性病学分会副主任委员，国际美容皮肤科协会副主席

**伍学焱**　北京协和医院内分泌科主任医师，中华医学会内分泌学分会性腺学组副组长，中国老年保健协会抗衰老专业委员会候任主任委员

**刘梅颜**　北京安贞医院心内科21病区副主任、主任医师，北京医学会心脏心理分会主任委员，中国医师协会心血管分会常委、兼任双心医学学组组长

**李　博**　北京中医医院/北京市中医研究所副主任医师、循证医学中心主任

**杨维玲**　火箭军特色医学中心皮肤科原主任，全军医科委皮肤性病委员会中医药专业委员会常委

**汪　芳**　北京医院心内科主任医师，国家健康科普专家库成员

**和渝斌** 解放军总医院第七医学中心心肺血管中心副主任、主任医师，中华医学会心血管分会委员，全军心血管病专业委员会委员

**房緊恭** 中国中医科学院针灸医院卵巢早衰专病门诊主任医师，中国针灸学会卵巢早衰专家工作室联盟负责人

**郝建宇** 北京朝阳医院消化内科主任、主任医师，中华医学会消化内镜学分会常委，中国医师协会消化医师分会执行常委，中华医学会北京消化分会委员、秘书

**袁　芃** 中国医学科学院肿瘤医院特需医疗部副主任、主任医师，中国老年学学会老年肿瘤专业委员会委员，中国医疗保健国际交流促进会健康科普分会常委

**徐海林** 北京大学人民医院创伤骨科主任医师，中华医学会骨科学分会足踝外科学组秘书长，中国医师协会骨科医师分会足踝工作委员会副主任委员

**龚燕冰** 北京中医药大学东直门医院副院长，教育部新世纪优秀人才，世界中医药联合会代谢病委员会常委

**彭玉清** 北京中医药大学东方医院亚健康科主任、治未病中心副主任，中国中医药学会亚健康委员会常委，中国中医药学会治未病分会副主任委员

**曾威达** 中国台湾米兰时尚整形医院外科主治医师，韩国郑东学诊所与 BIO 诊所研究员，安吉拉微整形医学美容顾问

**詹富盛** 韩国美容外科学院（KCCS）2012 国际完训认证医师，安吉拉微整形医学美容顾问

**窦丽丽** 北京市“三八”红旗手，莎蔓莉莎北京事业群总经理

**谭先杰** 北京协和医院妇产科主任医师，全国优秀科普作品《子宫情事》作者

# 序一

都说女人能顶半边天，这一点没有说错。女性是每一个家庭中的重要成员，扮演着母亲、妻子、女儿的角色，很大程度决定了家庭整体的幸福感。

然而在现代社会，女性既需要在工作中做出成绩，又要在家庭中花费大量精力，压力可想而知，亚健康现象十分普遍。近年来，妇科肿瘤、内分泌、心脑血管、心理等方面的健康问题普遍高发，极大地影响了女性的健康。

《2018中国城市职场女性健康绿皮书》中提到，五成以上职场女性觉得健康状态一般，约有20%的职场女性认为自己健康状态比较差或者非常差，对自己健康状况满意的女性仅占三成。

都说美丽是女性一生的追求，但我认为，健康应该被排在美丽的前面。没有了健康，美丽也会像镜花水月一样变得虚无缥缈。新时代女性的标签不仅包括“独立”“自信”，更要及早树立科学、正确的健康美丽观念，在健康的基础上绽放美丽，延长健康美丽的“保质期”。

市面上关于女性健康美丽的书籍也有一些，但是从较为全面、多学科的角度来科学普及女性健康与美丽的图书还不多见。《做美丽健康优雅女人——女性美丽健康100问》汇集了当代女性关心、关注的100个健康美丽方面的问题，由国内知名皮肤、内分泌、肿瘤、心血管、心理、营养、运动等多个健康领域的知名专家进行解疑答惑，是女性们值得收藏的一本“健康美丽秘籍”。

希望所有女性都可以拥有健康、拥抱美丽、永葆青春！

政协第十届全国委员会常委（正部长级）
国家民政部原副部长、国家民委原常务副主任　陳虹

# 序二

关注女性的健康，相当于关注一个民族的健康。现代科技的进步，正不断促进女性的健康发展。

现代医学发展史，也是一部女性健康的促进史。现代医学技术降低了孕产妇的死亡率，延长了女性寿命。药物研发与医疗器械的研发，使女性妇科疾病得以控制，提升了生存质量。国民生活水平的提高，也使社会和家庭开始关注女性的健康。

随着经济及科技的发展，越来越多企业将目光投射到发展潜力巨大的女性健康领域。当代女性可以随时在市面上购买到美容、塑形、助眠、营养、卫生护理等产品，满足对自我健康与美丽的追求。此外，随着媒介技术的进步，当代女性获取健康知识更加触手可及。更加专业、分众化的各类女性健康美丽微信公众号、APP推陈出新，主流媒体、自媒体直播平台、短视频平台也不断推出女性健康科普内容。

可以说，当今的社会是一个对女性健康更加重视的社会，但是，社会节奏、生活压力、家庭责任、环境问题等因素依然威胁着女性的健康与美丽，各界仍要不断引导女性拥有健康的生活方式。

我在科技部工作多年，也接触过不少优秀的健康类科普书籍。这本《做美丽健康优雅女人——女性美丽健康100问》通过纸媒、新媒体等平台征集问题，汇聚公众最广泛的困惑，邀请各领域知名专家进行权威解读，是一本非常适合女性阅读的健康科普读物。相信通过这本书，广大女性可以从中得到高密度信息量的健康知识，指导健康，塑造美丽。

国家科技部原副部长 吴忠泽

# 序三

女性健康是全民健康的重要基石！

据国家统计局数据显示，截至2019年年末，我国总人口突破14亿，其中女性人口68 478万人。中国女性不管是在家庭还是社会中，都担任着重要的角色，近7亿女性的健康和美丽不仅涉及个人，更涉及一个家庭甚至整个社会。

对女性来说，需要有健康的身体和心理状态，同时良好的社会适应能力也不能少。然而，实际上，女性的生殖系统比男人复杂得多，她们在完成生育后，生殖系统的很多疾病容易找上门来，而且，她们大多要面对工作和生活的双重压力，心理难平衡。除此以外，女性更年期后的骨质疏松、冠心病等，也都不容忽视。著名的多哈理论认为，母亲的健康不仅影响胎儿，还会影响到其新生儿、儿童乃至成年、中年和老年等阶段的健康。另外，女性对自己的美丽关注度也很高，越美丽，越自信，工作和生活也会更有活力。

不论从哪个方面来说，关心女性的健康和美丽是义不容辞的责任。我们一定要敬畏女性，要维护她们的健康和美丽，这不仅是人类社会的一个重要责任，也是今后经济发展的目标之一。

《做美丽健康优雅女人——女性美丽健康100问》的出版恰逢其时，也非常有必要。有从实际案例出发的多位专家剖析，也有一问一答式的专家权威解答，更有专家写给女性的健康提示。内容都非常实用，可读性也很强，重点是均由权威专家进行撰写，保证了本书的权威性。因此，这本书值得每位女性拿来阅读，正如我常说的“自己是健康的第一责任人”，女性更要做好自己健康的第一责任人，有了健康和美丽，就拥有了精彩的人生。

中国妇幼保健协会会长 陈资全

# 前言

美丽与健康是围绕女人一生的话题，健康是基础，美丽是女性的天然特权。

现代女性正承担着巨大的工作压力和家庭负担，在工作中，她们要独当一面；在家庭中，她们又扮演着女儿、妻子、母亲等多重重要的角色。

《中国妇幼健康事业发展报告(2019)》提到："妇女儿童健康是全民健康的基石，是衡量社会文明进步的标尺，是人类可持续发展的基础和前提。"女性的健康对于健康下一代的孕育、健康家庭的关爱及健康社会的发展至关重要，因此，女性的健康需要引起全社会的关注。

2019年，复旦发展研究院等发布的《中国女性健康与风险管理白皮书》显示，有79%的受访女性将身体健康列为所关心问题的首位，但调查发现中国女性普遍呈现运动不足、睡眠质量较低、精神较为焦虑的特征。

在编写本书前，由人民日报社《健康时报》发起的"女性美丽健康调查问卷"结果显示，女性在妇科、皮肤、消化、骨科等方面均有不同程度的问题。比如妇科问题最多的是妇科炎症、乳腺疾病和痛经，分别占30.3%、27.27%和21.21%；乳腺方面问题最多的是乳腺增生，占63.64%；皮肤方面，皮肤松弛的问题最多(33.49%)，皮肤过敏和雀斑并列第二(31.58%)，痘痘、粉刺、黑头、皱纹和妊娠纹并列第三(23.92%)；女性最感兴趣的医学美丽项目中，紧肤除皱占比最高，达到51.52%，其次是美体减脂(36.04%)；在消化方面便秘的问题最多(40.03%)，其次是消化不良，占23.92%；对于心血管和生育，60.61%的女性表示没有心绞痛、高血压、低血压、心律失常等症状，72.73%的女性表示没有妊娠期糖尿病、流产、子宫脱垂等症状；在骨科方面出现最多的问题：颈椎病排第一(30.62%)，腰椎间盘突出和骨质疏松并列第二(18.66%)；女性出现最多的心理问题：首先是焦虑(27.59%)，其次是拖延(25.20%)；在情绪困扰方面，女性最关心的还是夫妻关系(32.22%)，其次是亲子关系和职场关系(15.47%)，然后是婆媳关系(12.28%)。

这些问题常年困扰着女性,没有权威的解答。

本书是我国首部互动式女性健康与美丽方面的科普图书,由来自国内知名"三甲"医院妇科、皮肤科、消化科、骨科、心血管科、营养科、心理科、治未病科等多位权威专家共同编写,为本书内容的科学性、权威性全面护航。

本书主要内容包括"热点会诊室""问答一对一""专家最想说"三章。

"热点会诊室"作女性的"实用医生",根据近半年多的社会热点事件和最常见的实际生活场景,如一边要处理繁忙的工作,一边还要打理繁琐的家事,辅导孩子写作业被气到心绞痛、经常熬夜导致脱发严重、夜里总睡不踏实等,其实我们看到的这些案例,并不是单一的问题,是多个问题纠缠在一起的。针对这些问题,编委会邀请来自不同领域的多位专家进行联合会诊,抽丝剥茧,将案例逐一分解,一点一点把问题的"根儿"除掉。

"问答一对一"作女性的"专业医生",本书编写前期,通过线上、线下多渠道广泛征集问题和调研,百万网友及读者参与互动、积极发问,编委会从海量互动和问题中精选出100个涵盖面广、代表性强、关切度高的女性美丽健康问题。多位专家根据自己的专业领域,分别对100个问题进行了专业、科学、详尽的解答,真正解决了女性最关心的问题。

"专家最想说"作女性的"贴心医生",请多位来自不同临床科室的专家结合他们的临床经验和专业知识,发自肺腑地给女性的美丽健康做了最重要、最及时的指导和提醒。

本书力求通过文、图等方式呈现,内容一目了然,一看就懂,同时增强互动性,了解女性的真实需求,让本书对女性具有实际指导意义,助力女性永健康、正美丽。

编委会

2020年3月

# 目录

## 第3章 专家最想说 / 77

第 1 章 Chapter

# 热点会诊室

## 案例一　忙碌的上班族

小方是一名房产中介公司的店长，她是个名副其实的大胃王和工作狂。每天上班她会打包两份早餐到单位，三口一杯豆浆，两口一个包子，5 分钟内将早餐全部吃光。门店中午会统一订盒饭，大家喜欢边聊边吃。晚上回家后，小方男友喜欢烧三四个菜，两个人一起吃。小方喜欢研究客户资料到很晚，所以会经常带点夜宵。她工作常穿一双黑色粗跟高跟鞋，带客户外出看房也不例外。

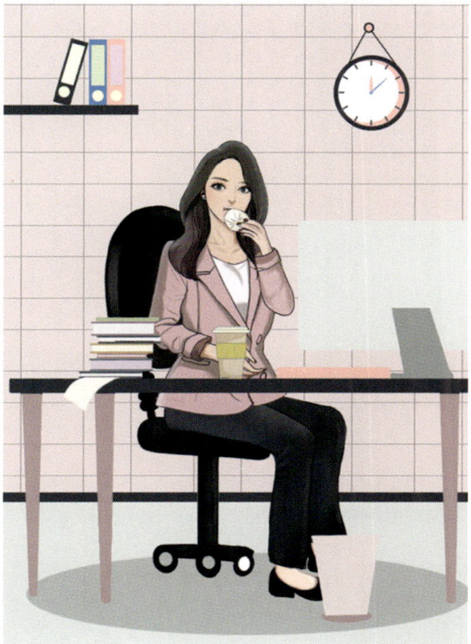

## 会诊问题 1 经常熬夜如何做好皮肤护理?

**北京大学第一医院终身教授、中华医学会皮肤性病学分会副主任委员朱学骏:**人体有生物钟,有其自然的昼夜节律,调节着我们的睡眠、新陈代谢和激素分泌。如果作息时间不规律、工作压力大等原因导致睡眠紊乱,生物钟被打乱,则会影响人体的免疫系统及内分泌等功能,身体就有可能发生问题。

皮肤也不例外,对于青春期女性,最常见的皮肤问题是长痘痘,特别是在月经期前。有的中年女性也不时会长出几个痘痘,尤其在口周及下颌。长期熬夜还会损害皮肤的屏障功能、胶原蛋白合成减少和糖基化,使肤色容易发黄暗沉、出现黄褐斑和皱纹。长期熬夜的人需要做好皮肤护理,特别是保湿,定期做果酸和光子嫩肤等可延缓皮肤问题的出现。最好是养成良好的生活习惯,尽量不熬夜,保证充足的睡眠和一定的运动量,"美容觉"本身就是一味良药。

## 会诊问题 2 小方的饮食方式有何不合理?

**解放军总医院第八医学中心营养科主任左小霞:**小方在饮食上有以下四方面做的不正确。

(1)吃得多:早餐2份,热量超标,但缺少鸡蛋、奶类、蔬菜、坚果等,维生素、矿物质、植物化学物质等摄入不足,吃得过饱不一定吃得营养,把胃撑大了,也为肥胖埋下隐患。

(2)吃得快:这种饮食习惯不利于消化,年轻时可能感觉不到,等年龄大了,对消化系统有影响。再者吃得过快,大脑的食欲中枢需要20分钟才知道在进食,当你认为吃饱时,已经吃得太多。缓慢进食可使大脑食欲中枢较早出现饱足感,进而减少摄食,利于控制热量。

(3)口味重:外卖盒饭相对油、盐、糖超标,容易习惯重口味。其中蔬菜、粗粮、豆类相对不足,缺乏膳食纤维。

(4)不科学:三餐分配不合理,晚餐吃得多,还经常吃夜宵,也是一种不良的饮食行为,晚睡、不运动,也容易造成超重或肥胖,不利于睡眠和消化,也是"三高"的易患因素。

## 会诊问题 3 经常走路的上班族穿高跟鞋会对身体有何不利?

**北京大学人民医院创伤骨科主任医师徐海林:**穿高跟鞋改变了人体的重心

平衡和自然状态下的力线，长期穿着会对人体有以下不利。

（1）高跟鞋可能导致弓形腿、骨盆前倾、小肚子挺出。高跟鞋改变了身体的重心平衡，身体为了重新保持平衡需要做出一些调整，如小腿往后弯曲、小腹往前挺。

（2）女性长期穿高跟鞋尤其是尖头细高跟鞋，会对足趾产生一个向外翻的压迫力量，易造成跗外翻畸形。

（3）高跟鞋造成跖趾关节过伸，导致第二、第三跖骨头的受压增大，引起该处疼痛，严重者会成为关节炎。

（4）由于高跟鞋会改变人的步态和姿势，导致部分肌肉的非生理使用增加，造成肌肉劳损，如腰肌劳损。

（5）对比平跟鞋或坡跟鞋，高跟鞋的鞋跟稳定性相对较低，使人容易摔倒。

## 案例二　头都快“秃”了的“高压女”

江苏南京一公司女白领，今年25岁。她因遗传原因，加上平时工作压力大，经常熬夜，脱发严重，现在发量只剩30%。据专家说，国内脱发人数庞大，多数是20岁以上的年轻男性，与工作压力大、生活不规律有关。

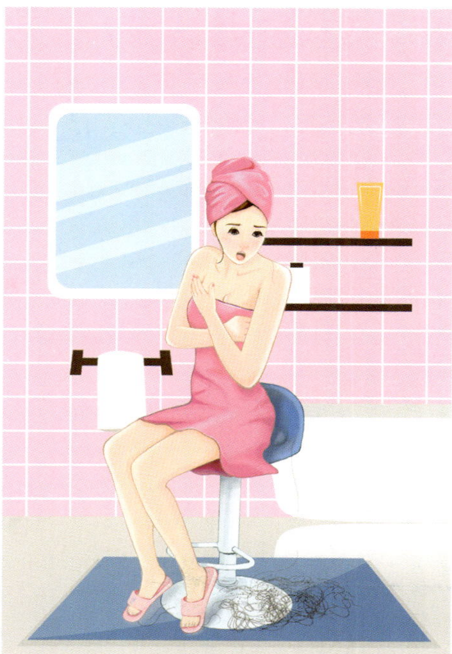

## 会诊问题 1 女性脱发和男性脱发有什么不同？有哪些预防脱发的办法？

**北京大学第一医院终身教授、中华医学会皮肤性病学分会副主任委员朱学骏：**脱发的原因很多，如果有遗传因素，一般指的是雄激素性脱发。男性多见，表现为前额发际线逐渐往上移，头顶头发变稀，随年龄增长而加重，最终出现“谢顶”。女性也会发生雄激素性脱发，但表现与男性不同，脱发以头顶为主，发际线是不会上移的。随年龄增长头顶部头发逐渐变稀疏，一般不会谢顶。雄激素性脱发应注意与休止期脱发相鉴别：后者为在短时间内突然出现大量脱发，往往是精神压力过大，突然生急重病有关，或者分娩后大量的生长期毛囊一起进入了休止期，发生脱落，脱发量会很大，令人紧张，但只要好好休息，去除诱因，待身体逐渐恢复，毛囊在经过3个月左右的休整后，会重新进入生长期，头发逐渐会恢复正常。

## 会诊问题 2 什么样的饮食可以减少脱发？

**解放军总医院第八医学中心营养科主任左小霞：**脱发不是老年人的专利，很多年轻人也开始出现脱发现象。脱发人群在饮食上要注意以下几点：

(1)日常饮食均衡，少吃辛辣、油腻性食物，否则会刺激头皮油脂分泌，导致脱发加重。

(2)富含优质蛋白质的食物如鱼虾、瘦肉、禽类、奶类、蛋类、大豆等可促进头发健康，有助于减少脱发。

(3)维生素A促进头皮上皮脂的健康产生，维生素E促进头皮血液循环，帮助头发毛囊保持活力，而维生素B族有助于头发保持健康颜色，可以适当补充多种维生素矿物质制剂。

(4)对于脂溢性脱发者，不建议吃油脂多的食物，如肥肉、坚果、鸡皮等。

(5)发根由水分组成，所以，每天要喝1500～1700毫升水来保持水分和健康头发的生长。

(6)饮酒会抑制头发的生长，吸烟会减少流向头皮的血液量，导致头发生长减少。

(7)中医认为毛发与血、肾关系密切，肾精充沛气血旺盛，则毛发生长浓密润泽，建议多吃黑色食物。

**会诊问题 3** 女性应该如何平衡好工作和生活的关系？如何让生活规律起来？

**解放军总医院第三医学中心急诊科心理医师史宇：**我生宝宝以后也遭遇了脱发问题。虽然我的发量依然很多，但是脱发不像理发师的剪刀，会均匀减少发量，而是只在重点几个区域拼命掉头发，洗头时尤其明显，会掉落一团。很多人都是两额角、前额和头顶中间头发稀疏，这些变化给了我们重要的提示，就是应该关注自己的身体状况，因为身体已经开始发出警报了。

那么怎样让生活规律起来，减少工作压力呢？这就要先从认知层面来改变，尤其很多年轻人，身体长期处于透支状态，认为自己最不缺的就是健康，所以，熬夜连轴加班，只要能换来事业上的进步和提升就会乐此不疲。也有人甚至每个夜晚疲惫不堪时，还要再坚持一会儿再睡，认为只有这样延长了属于自己的时间，人生才有意义。

事实上，我们一直低估了健康对整个人生和事业发展的重要性，太小看了"透支"可能引发的身体疾病。如果我们重视健康的重要性，就会把调整压力、保持良好生活规律提上日程，当作一项重要的任务去完成它，所以，当务之急是要摆清健康问题的位置，不要低估它，重视程度提高了，你的作息自然就会规律了。同时，还要学会拒绝，适度缩减一些消耗很大的、你认为不紧急也不十分必要的工作和社交活动，懂得"留白"和"充电"，会使生活质量提高，工作效率也会随之有所改善。

## 案例三　适龄生娃女性的纠结

小彤今年 30 岁，在某一线城市工作，结婚 1 年。面对同事和朋友纷纷生子及家人的催促，她感觉有些压力。虽然已经到了最佳生育年龄的末端，小彤却没有同龄人迫切做母亲的心，身为职场白领的她认为，生娃会削弱一个独立女性自身的价值感，惧怕沦为一个只会围着孩子转的"生育机器"。

**会诊问题 1** 要孩子前是否要做长期准备？要做哪些身体上的准备？

**北京协和医院妇产科主任医师谭先杰：**要孩子前不需要长期准备，3 个月至半年的准备时间足够了。身体上的准备，主要是做个一般性的体检，或者有针对性地进行孕前检查，主要评估心、脑、脾、肺、肾等重要脏器和血液系统的功能，检查是否存在不适于怀孕和分娩的疾病。

此外，还要评估用于怀孕的女性生殖器的功能，检查是否存在不利于怀孕的情况。例如，是否有子宫肌瘤、子宫内膜息肉、子宫颈癌前病变或者生殖道感染等。如果存在这些问题，需要提前治疗后再考虑怀孕，而提前3～6个月准备，就不会过分干扰生育计划。

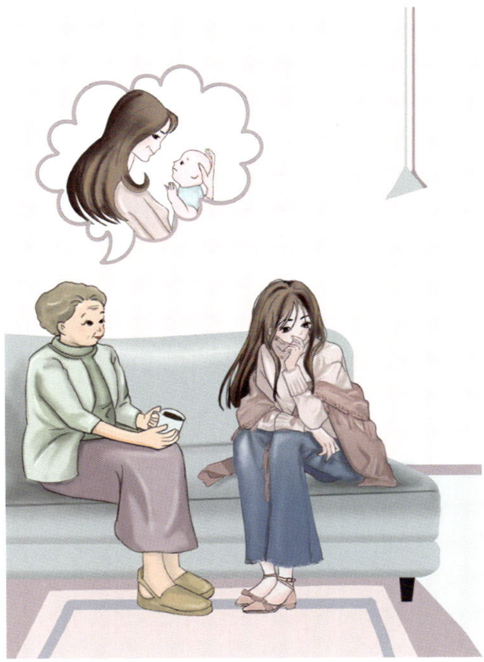

**会诊问题 2** **新时代女性如何在做母亲的同时保持自身价值感与独立？暂时不想要娃，如何避免外界带来的焦虑？如何与伴侣做好生育时间的沟通？**

**解放军总医院第三医学中心急诊科心理医师史宇：**随着社会的发展和人口平均寿命的提高，女性生育年龄越来越晚。尤其是在一些大中城市，很多女性30岁以后才结婚，生宝宝时很多都成了高龄产妇（*35岁以上初产妇为高龄产妇*）。不管你保养得多年轻漂亮，产检时产科医生都会在你的档案上盖上一个醒目的大红章“高危妊娠”。

什么？是我老吗？从官方的定义来讲，35 岁才刚刚结束“青年”，还算不上中年，只是从青年向中年的过渡期，因为官方定义的中年是 40～55 岁，有的定义为 45～59 岁。无论怎么算，35 岁都不能算老，但是在妇产科，偏偏就会遭到这种特殊待遇。

事实上，妇产科说你“老”，指的不是你的生理年龄，而是你的生殖年龄，是指过了这个年龄，生孩子的风险会增加。除了染色体异常的风险会增加以外，母亲发生各种妊娠合并症与并发症的概率也会上升，例如，妊娠期糖尿病和高血压，流产、早产、死胎的风险会增加，剖宫产的概率也会增加。换句话说，年龄本身不是重要的高危因素，“年龄＋其他问题”才是问题。

可见，生娃这件事与忙完工作就来一次说走就走的旅行是不一样的，生娃可不是你想生随时就能怀上的，“娃”不待你这种事常有。有很多女性事业上确实取得了一定成就，但是要宝宝的路却走得异常艰辛，有的女性朋友因为特殊原因选择做试管婴儿打促排卵针，也是伤痕累累，看着着实心痛。

当然，要不要宝宝是你的自由，前提是你需要考虑清楚以免日后后悔。然而，生了宝宝就变成“生育机器”这种观点也着实可怕，按照这样的思路，那么职场女性是不是就成了“赚钱机器”了呢？事实上，并不是孩子让你失去自我，就算没有孩子，很多女性也没有找到自我，不是吗？我周围就有很多事业很成功、孩子也养得好的女性，她们依然有时间享受生活，甚至比单身时更加令人羡慕，不仅没失去自我，反而更有魅力。

总之，真正成功、成熟的女性是自己经过思考判断做出更适合自己的选择，而不是因为别人催你或给你施加压力，你就退回到青春期逆反时那样，做什么事都要反着来。请女性朋友们拿回自己的选择权，而不被他人过多影响。无论生育还是不生育，为自己做一个多年后不会后悔的决定就好。

## 案例四 产妇的烦恼

27 岁刚生完孩子的小张，太苦恼了！之前引以为傲的曼妙身材变成了“粗肥圆”，不仅这样，肚子上还长了很多丑丑的妊娠纹，乳房下垂，还很容易漏尿，有时候一咳嗽就尿出来了，很尴尬，不敢参加一些社交活动。更可怕的是，老公把更多的关注给了孩子，仿佛也没以前那么爱自己了，她感觉自己都快抑郁了。

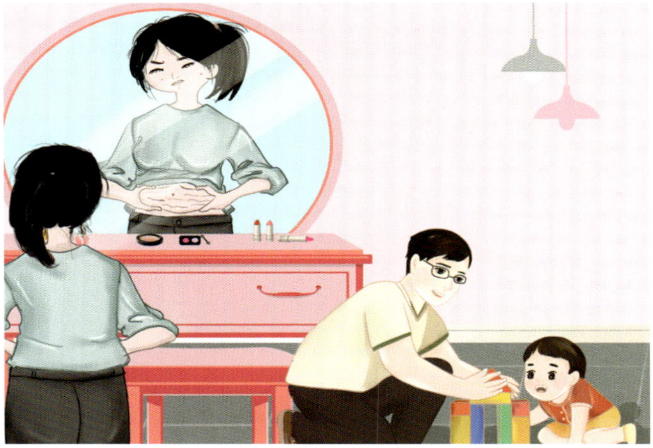

## 会诊问题 1 产后如何管理身材？如何去掉妊娠纹？如何治疗漏尿？

**北京协和医院妇产科主任医师谭先杰：**小张产后出现的这些问题中，有的需要怀孕前就采取预防措施，有的可以在产后采取补救措施。

怀孕分娩后身材走样问题，需要从两个方面来应对。第一是怀孕期应注意营养管理，避免孕妇在怀孕期体重增加超标，造成胎儿体重超标甚至巨大胎儿。在目前的情况下，胎儿宫内营养不良的情况很少发生，往往是爱子心切，“不让孩子输在起跑线”等心理导致产妇营养过剩，产后体重和体型较难恢复到正常水平。第二是加强产后恢复锻炼，必要时可在营养师和运动专家的帮助下，通过饮食和运动进行恢复。其实只要有信心和恒心，在科学的指导下，恢复到怀孕前的状态是没有问题的，在这方面，明星们为我们做了很好的榜样。

出现妊娠纹，多半是体质问题。有的人天生就不易长妊娠纹，即使多次怀孕也不长，但妊娠纹的严重程度通常还是与胎儿大小、怀孕期腹部被撑大的程度有关，所以，注意怀孕期体重控制也很重要。当然，市场上也有标称能减少甚至防止妊娠纹的产品，可以选择正规产品试用。

漏尿在医学上被称为压力性尿失禁，多半是胎儿较大、胎位不正、产程过长或者难产所致。由于当前女性分娩次数不多，年轻产后妇女中出现这一问题的情况并不多见。轻度的产后压力性尿失禁可以通过缩肛运动来缓解，此外，只要能达到锻炼提肛肌的目的锻炼方法均可。一种简便的方法是，每天做 3 次缩肛运动，每次 100 下，每次持续 5～10 秒，放松后再重复。

## 会诊问题 2 产后适合做什么运动？如何通过运动来恢复身材？

**北京小汤山医院有氧运动中心主任牛国卫：**以上这些现象在产后妈妈中比较常见。产后对形体美的追求，是妈妈们自我身体的一种觉醒。越来越多的妈妈们意识到，应以健康优美的体态展现自身的魅力。我就给大家介绍几个小动作，每天练一练，不久的将来你也可以拥有"S"形身材，完成美丽的"蝶变"，还您一个优雅的"辣妈"形体。

(1)"V"字扩胸

要领：坐姿或站姿，两臂屈肘，肘关节尽力内收，两手腕关节外展，呈"V"字形扩胸，练习4个8拍。此时胸大肌发胀、酸困，尤其是两侧腋下、副乳有明显的被挤压的感觉。

功能：有效改善胸部血液循环，防治乳腺疾病、预防乳房下垂、提升胸部高点，防治肩周炎。每天练习3次，每次5分钟。

(2)提肛

要领：全身放松，肛门收缩向上提，紧缩肛门，坚持5秒，然后放松，一提一松反复进行，提肛30～50次为一组。

功能：防治痔疮、尿失禁、子宫脱垂，还可延年益寿，提高性能力。每天练习5次，每次6～10分钟。

(3)吸腹夹臀

要领：站立吸紧腹部，臀部肌肉要用力向内收，同时大腿肌肉也有紧张感，坚持30～60秒，做10～20次。

功能：美臀、紧实大腿，促进胃肠蠕动，防治便秘和消化不良。每天练习3～5次，每次5分钟。

(4)小碎步跑

要领：预备时脚跟提起，上身前倾约45°，开始后，脚尖着地，原地碎步跑步频越快越好，手臂在身体一侧缓慢摆动，坚持20～30秒。

功能：提高心肺功能，加速下肢静脉血回流，具有减脂瘦身的效果。每天练习5～6次。

注意事项：进行任何运动都应该量力而行，循序渐进，安全第一。

## 会诊问题 3 产后如何调节饮食更有利于恢复身材?

**解放军总医院第八医学中心营养科主任左小霞:**产后恢复期,饮食上要注意以下几点。

(1)饮食要清淡。远离高脂、全脂类制品,油炸食品和碳酸饮料,产后也不能吃太咸,否则会使身体内的水分滞留,不易排出,体重自然无法下降。

(2)定点进餐,不吃宵夜。照顾宝宝经常会睡得很晚,难免想吃点宵夜,殊不知这时身体很容易囤积脂肪,所以,晚上一定要注意克制,可以喝点水或者转移注意力。

(3)调整进食顺序。餐前先喝小碗清汤或一小杯温水,然后吃蛋白质类食物,如肉、禽、鱼、蛋、豆类适量,再吃蔬菜,最后吃主食,这种进食顺序,可帮助产妇防止暴饮暴食,利于减重,也利于乳汁分泌。

(4)远离零食,多备蔬果。零食会使人在不经意间摄入过多油、盐、糖和热量。推荐每天进食蔬菜500克,水果200~350克。

(5)多吃高纤维食物,粗粮、菌藻、杂豆、薯类、蔬果等。

(6)提前吃饭时间,饭后坚持散步。

## 会诊问题 4 产后抑郁如何调整?产后如何处理好与老公的关系?

**解放军总医院第三医学中心急诊科心理医师史宇:**新妈妈们其实不需要是因为产后肥胖、妊娠纹和盆底肌松弛等问题而苦恼,因为这些都是暂时性的,这些问题全部可以通过产后修复训练来改善。妊娠纹是由于妊娠期间肚子逐渐变大,使皮肤的弹力纤维和胶原纤维受到外力的牵拉而引起损伤和断裂,这被认为是不可逆的,但可通过现代医学手段及饮食和运动实现淡化和修复。

即便产后恢复很好的新妈妈们,也会出现产后抑郁的问题,这个问题并不少见。产后抑郁症是指女性于产褥期出现明显的抑郁症状或典型的抑郁发作,与产后心绪不宁和产后精神病同属产褥期精神综合征。发病率为15%~30%。典型的产后抑郁症于产后6周内发生,可在3~6个月自行恢复,但严重的也可持续1~2年,再次怀孕则有20%~30%的复发率。

"产后抑郁"这个词诞生于1968年,在英国皇家精神病学院出版的《英国精神病学杂志》上提出。产后抑郁引起全社会关注,美国精神病学会对其定义还有一个特别的名字叫"Baby Blue",顾名思义,这是一个与新生婴儿有关的忧郁(Blue)情绪。宝宝出生后到12个月的这一阶段被称为“婴儿期”,也就意味着新妈妈在这个时间周期里可能会与“蓝色(隐喻为忧郁)情绪”相伴随的情况。

产后“Baby Blue”(也称“Postpartum Blue”)的发生率为50%～80%,这个反应的核心机制是因为产后女性在胎盘娩出后,各种激素在身体内部进行迅速平衡,导致身体有明显的不适感,特别是黄体酮的大幅下降,会产生暂时性干扰新妈妈照顾婴儿的母性行为,比如莫名哭泣、无心照顾宝宝的类似情绪和行为,通常会在宝宝出生2～7天后出现,所以,新妈妈需要知道,自己的情绪一旦出了问题,可能并不是丈夫或者家人做得不够好,而是自己可能正在经历产后抑郁。必要时请求助专业人士,可以把伤害降到最低。

## 案例五　那些睡不安稳的女性

2019年,中国科学院院士、北京大学第六医院院长陆林教授研究发现:在全世界范围内,60%～70%的安眠药被女性吃掉。国内调查亦得出类似结论:2018年涵盖中国10个地区成年人的失眠调查显示,近20%的人存在失眠症状,且女性高于男性。

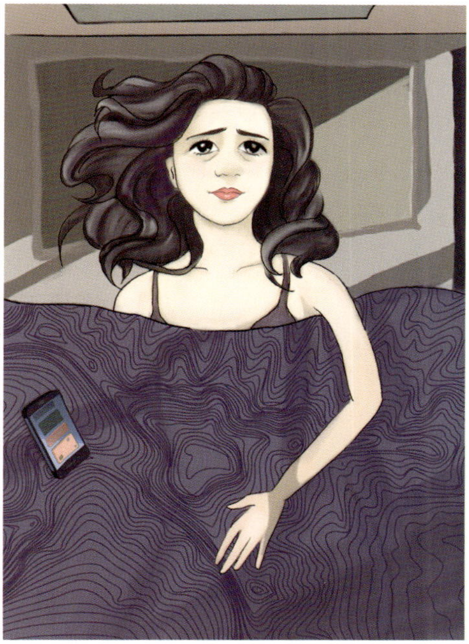

## 会诊问题 1 现代女性应该如何活出好的状态？如何调节压力？心理科是如何治疗失眠的？

**解放军总医院第三医学中心急诊科心理医师史宇**：数据显示，失眠的确“重女轻男”。这可能与女性心思细腻、情感丰富、多思多虑有关。除此之外，对于不少男人来说，对付“入睡困难”有很多好用的“手段”：即便白天有什么烦心事，一顿小酒晕晕乎乎地就睡着了。但是，女性却没那么心宽。情绪和性格因素对于睡眠的影响十分显著。此外，“早醒”也是女性易失眠的另一大诱因。美国睡眠医学学会发布报告称，男性的生物钟要持续24小时零11分钟，比女性长6分钟，这使得男性容易睡更长时间，女性则更习惯于提早醒来，进入熟睡程度的时间就相对较短，久而久之，女性就容易出现失眠症状。

另外，失眠不仅“重女轻男”，还特别“偏爱”更年期女性。美国哈佛大学医学院医学副教授珍妮·达菲发现，女性怀孕期间，身体、情绪和激素分泌的不适感会让准妈妈很难入睡。女性绝经前期，体内分泌的雌激素和孕酮会越来越少，引起自主神经紊乱，导致失眠，而更年期潮热、盗汗等不适症状也会引发入睡困难。

为了保护我们的睡眠，应做到以下几点：良好的作息规律；适宜的卧室温度（20℃左右）；卧室物品摆放（不宜放香味过重的花朵）；找到适合自己的寝具（枕头的高度、床垫的软硬程度等）；卧室色调（最好不要采用金色、红色等较为亮眼的色调，这些色调会让人兴奋，建议白色或浅蓝色调）；卧室整洁程度（杂乱的卧室环境也不利于睡眠，不建议摆放太多家具，会产生压迫感）；良好的睡前习惯，睡前把水、电、煤气都检查一遍，以免会担心忘记关掉了什么。同时，也不要在睡前躺在床上去思考白天未完成的工作，否则大脑兴奋也会导致失眠。可以在书房、客厅这些场所思考问题，进入卧室就要做好睡眠准备，不必继续思考；白天也应适量运动。对于女性朋友来说，拥有和谐美满的婚姻及良好的亲子关系，有三两好友可以分享心事，都会帮助改善睡眠质量。

## 会诊问题 2 中医有哪些助眠的办法？

**北京中医药大学东方医院亚健康科主任彭玉清**：解析失眠的核心机制，顾名思义，失眠即失去了睡眠，西医多使用安眠药，强令睡眠。中医治疗失眠是寻找原因，辨证分析是什么因素干扰了睡眠，对因治疗，从根本上解决失眠。

那么，中医怎样认识睡眠呢？“阳入阴则寐，阳出于阴则寤”，失眠一般是由于阳不入于阴所导致的。

首先，要辨别虚实。如果阴血亏虚，特别是心肝血虚，血不养神，血不藏神，夜间神不归阴则浮越于外，可以引起失眠，这类人的特征是形体瘦弱，心悸失眠，月经量少。对其以养血安神为主，可以服用天王补心丹、人参归脾丸，多吃酸甜食品，如桂圆、大枣、莲子、百合、猪肝、猪心，选择蜂蜜酸枣仁茶日常调理。

如果是情志不舒、气郁扰神引起的失眠，这类人的特征是心境不爽、情绪低落，或焦躁不安、胸闷不舒，则需要解郁安神。可以服用疏肝解郁胶囊，加味逍遥丸、柴胡舒肝散。选择合欢花、合欢皮、佛手花、茉莉花、薄荷、浮小麦、大麦泡茶。这类失眠人群，有氧运动有助于睡眠，可以选择慢跑、健身操。

如果是痰热火郁，扰乱阳气不能入阴，应清解痰火。这类失眠人群的特征是暴躁、口苦、口臭、舌苔厚腻。中医治疗必用苦药，如栀子、黄连、黄芩、莲子心、龙胆草、熊胆等，中成药可以选用龙胆泻肝丸、牛黄清心丸。平素饮食清淡，忌烟酒，少吃辛辣油腻，包括果仁、炒货、油炸食物。多吃苦味食物，如苦瓜、莴苣、苦菊、秋葵、苦荞麦等类食物。

如果是更年期伴有失眠，上热下寒，潮热汗出，心烦失眠，腰酸腿软，心慌气短，需要阴阳同治，滋阴潜阳，交通心肾。可以服用坤泰丸、黄连阿胶丸。饮食多吃海产品，如牡蛎、青蛤、鲍鱼。

此外，还有许多影响睡眠的病因，如胃不和则卧不安，需要调理脾胃。总而言之，中医治疗失眠是辩证施治、对因治疗，不同类型的失眠治则治法完全不同，这与西医治病理念完全不同。

除了药物可以治疗失眠，中医还有经络治疗、音乐疗法，可以快速有效地诱导睡眠。

## 会诊问题 3 缓解失眠有哪些食疗方法？

**解放军总医院第八医学中心营养科主任左小霞：**缓解失眠，可以试试这些食疗方法：①富含松果体的食物能改善睡眠，这类食物包括燕麦、甜玉米、番茄、香蕉等。②对抗咖啡因的食物，如酸枣仁，含有桦皮酸、桦皮醇、酸枣仁皂苷 A、酸枣仁皂苷 B 及 3 种甾醇类物质，可降低血液中去甲肾上腺素含量，从而对抗由咖啡因引起的睡眠不佳。③调节神经的食物，如果长期摄入锌、铜不足，人体就会由于缺乏这两种微量元素而影响脑细胞的能量代谢及神经系统的调节，内分泌常处于兴奋状态因而辗转难眠。这时，晚餐应多吃一些富含锌、铜的食物，如鱼、虾、牡蛎、鳝鱼、瘦肉等，可有效改善神经衰弱症状。④补充 B 族维生素，也可滋养神经。

⑤安神食物，如牛奶、香蕉、小米、百合、莲子、枸杞子、茯苓、桂圆等常吃。此外，要注意睡前别吃太饱，别吃太刺激的食物，别过量饮水，以免增加起夜次数。

## 案例六　辅导孩子作业的家长

2019年，福州鼓楼区一位40岁妈妈辅导儿子写作业被气到住院，一项指标增高30倍。儿子一直磨蹭到很晚还没做完作业，陈女士反复催促无效，心中一直压制的怒火马上就上来了，就在情绪激动的时候，张女士突然感觉胸口处一阵绞痛，仿佛心脏被什么东西压榨一样，还透到了后背，身上一股冷汗“刷”地就下来了。休息了十多分钟后，胸痛感才逐渐减轻。

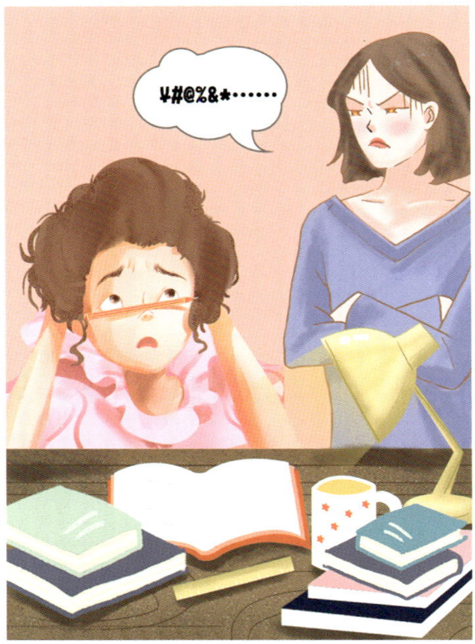


### 会诊问题 1　为什么严重的生气会引起心绞痛？这种急性的生气还可能引起心脏的什么变化？

**解放军总医院第七医学中心心肺血管中心主任医师和渝斌**：情绪失控最容易诱发“交感风暴”，而“交感风暴”又是诱发急性心肌梗死或猝死的重要危险诱因。上述案例中的患者，大概率是发生了急性心肌梗死。

这位妈妈在监督儿子学习的压力下，突发暴怒，导致心脏冠状动脉在交感神经极度兴奋的刺激下突然发生了闭塞，引起心肌瞬间缺血、缺氧，最终导致急性心脏肌肉坏死。急性心肌坏死是引起猝死的主要原因。

导致身体内环境平衡紊乱的因素常常与急性心脑血管事件的发生有关。最常见的情况是暴饮暴食、狂喜暴怒、情绪剧烈波动及长期承受某种巨大压力等。精神压力过大的人患心脑血管疾病的风险显著增加。动物实验也证明，长期承受惊吓的动物寿命会缩短。因此，对于已经存在心脑血管疾病或长期在某种压力下生活的人，如果能够很好地管控诱发急性心脏事件的风险因素，将会降低猝死风险。

## 会诊问题 2 如何正确地辅导孩子写作业？被孩子气到时该怎么办？

**解放军总医院第三医学中心急诊科心理医师史宇：**有人说如何让优雅的职场女性秒变泼妇，只要让她去给孩子辅导作业就能实现。不仅这位妈妈，因辅导作业而受伤的家长还有很多，有拍桌子把手拍骨折的，也有生了二孩被老大气回奶的，还有气到心肌梗死、脑梗死的。陪孩子写作业不知不觉变成了一项高危的“工作”，真的不能有话好说、放彼此一马吗？

据统计，各种教育对人的影响占比为：学校教育 30%，社会教育 20%，家庭教育 50%。的确，家庭教育在孩子的成长过程中发挥着不可替代的作用，但是很多家长却误读了家庭教育的真正含义，家庭教育并不等于家长辅导孩子功课，家长监督孩子完成家庭作业也并不是真正意义上的家庭教育。

按照传统的观点，家庭教育就是家长有意在日常生活中，通过言教身传、生活、情感、交流等方式，对子女施以一定教育影响，继而家庭成员彼此相互影响终生的一种社会活动。按照现代的观点，家庭教育是指生活中家庭成员（包括父母和子女等）之间相互的影响和教育。

例如，本案例因辅导孩子功课而住进医院的家长，言传身教教会了孩子什么呢？孩子功课未必会做，却耳濡目染天天“观摩”家长的暴脾气，迟早会受到影响。

然而，写作业为什么会是情绪的重灾区呢？原因就在于家长心太急，功利心太强。揠苗助长的道理小学时就曾学过，意思是家长应保持“只问耕耘不问收获”的心态，因为只要把你的份内事做好，自然会收获结果，急不得，静静等待就好。可是，面对孩子，为什么个别家长就把这个道理抛到脑后了呢？

我们都讨厌功利心太强的人，可是自己刚教过一遍的题目就期待孩子立马掌握，举一反三，也是强人所难，必竟孩子也像小苗一样需要消化吸收的时间。

况且家长吼叫，让孩子处于精神紧张和恐惧之中，就会导致他们的注意力无法集中，降低记忆能力。这样的状态，更别想他们能爱上学习。长此以往，一旦把学习和负面情绪建立起一套条件反射，就更加麻烦了，所以，聪明的家长不是监督孩子完成作业，而是想办法让孩子爱上学习，至少不排斥学习，帮助孩子建立起良好学习习惯，学会自律，这些才是让孩子受益终生的好习惯。

## 案例七　“心慌”的女性

一位年轻女性说自己已经连续3天出现心慌症状，每次持续1小时左右，第二天醒来感觉出了很多汗。另一位年纪相仿的女性患者说某天晚上胸口一大片痛、左后背也痛，持续时间在20分钟左右，而且最近月经量减少了，以为是心脏疾病，最后一查是内分泌的问题。

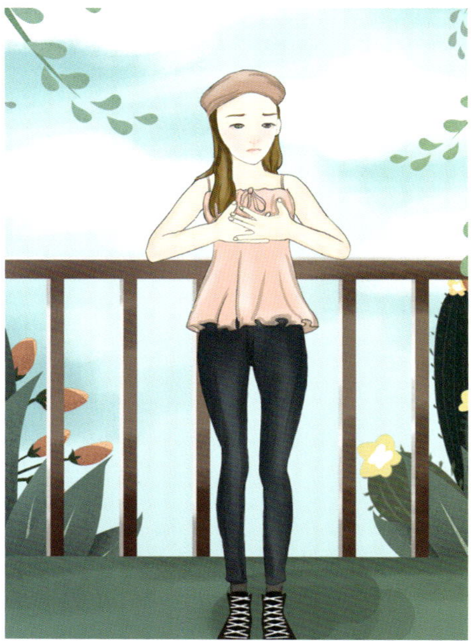

### 会诊问题 1　女性得心脏病的概率大吗？一般是什么原因导致的？

**解放军总医院第七医学中心心肺血管中心主任医师和渝斌：**大众所说的心脏病，在医学上的解释是疾病在心脏上的表现。这类疾病有上百种，最常见的是高血压、冠心病、风湿性心脏病、先天性心脏病等。上述案例所说的胸痛，首先应当考虑是否与冠心病有关。

年轻女性体内雌激素水平比较高,很少发生冠心病,但随着年龄增加,女性雌激素水平逐渐下降,更年期后的女性患心脑血管疾病的风险会明显增加,有时甚至超过男性。

本案例中所描述的胸痛多与女性身体的自主神经系统功能失调有关。在医学上,我们称之为心脏自主神经功能失调。类似的情况多见于年轻或更年期女性,她们平时非常容易生气,且有伴发多汗、失眠等情况。在做出这个诊断之前,必须明确她们的冠状动脉是正常的。她们所发生的胸痛与冠心病引起的胸痛有本质不同。

冠心病引起的胸痛有以下几个特点:持续时间一般不超过15分钟,部位多数在胸骨局部,发病多与劳累或情绪波动有关,常常伴发冷汗、心悸或窒息感,痛感以压榨或紧缩为主,很多人痛感会向左侧肩背部放散,舌下含服硝酸甘油后多数可以缓解。

## 会诊问题 2 女性的雌激素是如何变化的?如何让雌激素保持正常的平衡状态?

**北京协和医院内分泌科主任医师伍学焱:**月经周期紊乱、经量减少是内分泌症状;心慌和多汗,则常常为神经系统表现。由于神经和内分泌两者之间存在千丝万缕的紧密联系,因此,要了解其近期生活工作状态和精神压力情况。此外,还要高度关注其有无甲状腺功能亢进等内分泌紊乱症状。

未怀孕的女性,突然绝经或月经量减少,同时还伴潮热、多汗和心慌等表现,在除外心血管疾病、结核感染后,往往预示着其体内雌激素水平“蹦极般”地下降,常伴更年期的一系列症状,包括血管舒缩功能(心慌、潮热)、神经系统(疼痛不适)和生殖系统(性欲下降,阴道干涩)等方面紊乱症状,但是,上述症状不具有特异性,及时化验垂体和卵巢激素,是准确诊断和随后开展激素精准治疗的重要前提。

## 会诊问题 3 女性该如何调节压力?

**解放军总医院第三医学中心急诊科心理医师史宇:**细心的人会发现,很多医院的心理门诊被命名为“心身医学门诊”,是因为心理情绪与人体健康和疾病之间有着密不可分的关联，所以，也有很多疾病被认为是心身疾病。

中医自古以来就重视心理因素对人体疾病的重要影响。《黄帝内经》中也有记载："心者，五脏六腑之主也……故悲哀忧愁则心动，心动则五脏皆摇。""喜伤心、怒伤肝、思伤脾、忧伤肺、恐伤肾。"中医学还认为，人得病有两方面原因——"外感六淫（风寒暑湿燥火），内伤七情（喜怒忧思悲恐惊）。""百病生于气"等。

首先，女性应该正确看待压力，压力无时无刻都存在，胎儿从产道娩出就是人生第一次重要的压力体验。有压力很正常，没有压力的状态才不可能出现。其次，如果压力过大会产生严重的疲劳感，再继续加大就会到达耗竭点P值，如果压力继续增大就会让人感到崩溃，所以，学会调节非常重要。最后，努力提高自己的能力，使那些曾经让自己感到压力巨大的事情因能力提高而压力相对减少，也是减压的好方法。

## 案例八　装修新房的争执

24岁的林女士即将和相恋多年的男友结婚，目前在装修婚房。出资购置婚房的准公婆想让小两口家新房厕所装修成蹲便式，满足他们的使用习惯。"这样洗澡多不方便啊，也不安全。"对此，小林表示出了明确的反对态度。公婆却表示，"我们不在的时候可以用一块板子盖住，你们可以站在上面洗澡。"对于女友和父母的争执，小林的男友显得很随意，他认为怎样都可以。

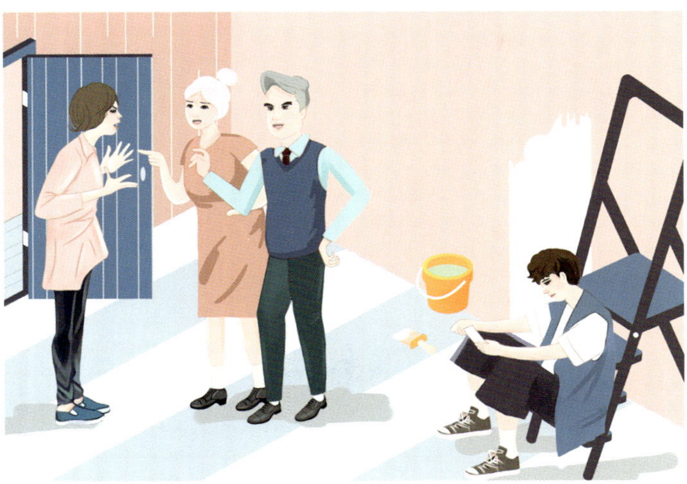

## 会诊问题 1 卫生间采用蹲厕有何安全隐患？骨折如何处理？

**北京大学人民医院创伤骨科主任医师徐海林：**采用蹲厕主要有以下三点安全隐患。

（1）地湿滑易滑倒：卫生间一般容易潮湿或者积水，蹲厕的边缘一般比较光滑，没有台阶阻挡，不注意的话容易踩进坑里摔倒。

（2）腿麻：下蹲姿势时，下肢的血管和神经会受到压迫，时间长了之后，因为供血等原因，容易有麻木感，导致活动不便，容易摔跤。

（3）头晕：因为体位的骤然变化，长时间蹲位站起时大脑供血短时间内相对不足，会有头晕感。

以上三点使得蹲厕时的摔跤风险大大增加。当你不小心摔倒后，先别着急马上站起来，应该先试着活动一下摔伤的部位，看看有没有剧烈的疼痛，如果有，提示有骨折的可能性。肢体骨折可以临时用硬纸板或硬的棒状物捆绑固定，下肢骨折应避免负重，然后再去医院就诊。

## 会诊问题 2 遇到婆媳矛盾，媳妇、老公和公婆分别应该怎么做？

**解放军总医院第三医学中心急诊科心理医师史宇：**看起来是因为选择什么类型的马桶导致两代人之间产生的矛盾，实际上则是房子主权及公婆对小两口婚姻干预程度的问题。

单从“理”的层面看，马桶究竟应该装什么样的，选择的依据主要有两个，其一要看谁是房子的主人，其二谁是这套房子的常驻人口。

（1）父母之所以觉得应该听他们的，而儿媳觉得应该按自己的意思办，是因为虽然男方父母出资购置婚房，但是双方都觉得自己才是这套房的主人。长此以往，除了马桶问题，还会出现很多类似的家庭矛盾。

（2）如果父母一年来住一两次，只要不是一次住半年的情况，还是要以长期居住人的习惯为主，所以，结婚之前最好夫妻俩就要就是否和父母一起住，或者每年有多长时间要和父母一起住这个问题协商一致，至少基本一致，才能避免以后产生矛盾。

从“情”的角度来看，家务事终归还是要回归感情层面才更容易解决，最好由丈夫出面去和父母协商。如果将来儿媳怀孕了，马桶还得换成坐便才更安全，并且小两口如果有近两年就想要宝宝的计划，那这个理由就再好不过了。

孩子长大的过程就是一个逐渐和父母分离的过程，直到他们结婚组成新生家庭，即便经常看望父母，也还是要以小家为主，中国父母的边界感并不是特别清晰，所以，智慧的父母懂得适时放手，而不是要全程高度参与孩子的生活，同时，也要建议父母不必倾其所有为孩子置办婚房，可以提供必要的帮助和支持，如果年轻人买房有困难，父母帮助出个首付，后面让年轻人自己去还贷款。如果你还是担心孩子们压力太大，可以帮他们付个七八成，总是要让这对年轻人自己付出点努力，他们才会更加珍惜，这样父母也不会觉得房子全款是他们出的，自己理所应当就是房子的主人，从而参与度过高，和年轻人产生矛盾。

## 会诊问题 3 女性洗澡有何讲究？增加哪些细节可以提升健康和美丽？

**北京中医药大学东方医院亚健康科主任彭玉清：**女性洗澡要注意以下几点。

（1）水温。洗澡时，水温很重要。温度高有利于血液循环，促进代谢，但是过高也会有问题，它会损伤皮肤及毛发表面的脂膜层，对皮肤及发质不利；过高的水温还会造成过度消耗，引起心率加快、血压异常，带来全身的不适感。因此，洗澡的水温应与体温相接近，在38～40℃之间为宜。

在冲洗不同部位时要随时调节，如冲洗身体的躯干部，尤其是背部时，水温要稍热些，可以调至40℃，这样可以促进代谢，改善微循环，但是洗头时水温不宜过高，水温以38～39℃为宜，也就是水温是温热的，过高的水温刺激容易引起头晕，对发质也有伤害。洗脸的水温可以再低些，温水即可，水温大致与体温一样，37℃左右即可。

（2）洗澡程序。先冲澡，从头往下冲澡，使全身在温暖的水沐浴下变暖、湿润；毛孔张开，角质层软化，为接下来的清洗程序做基础准备。先洗头，再洗脸，最后洗澡。

（3）清洁方式。洗浴过程中要采用正确的方法，给每寸肌肤进行轻柔适度力度的按摩及清洁。清洗面部时，用双手指腹或者用洗面的清洁海绵，不可用粗糙过硬的毛巾猛搓，面部肌肤最娇嫩，要避免损伤。

清洁全身宜使用柔软的毛巾，根据肌肤的性质选择适合的沐浴液。不要使用搓澡巾，尤其是不要使用尼龙材质的，其搓擦皮肤时会破坏皮肤的保护层。

（4）洗澡时间：不宜过长，不宜超过20分钟。

(5)浴后养护。洗浴后,肌肤的血液循环最旺盛,毛孔张开,使用养护肌肤产品,可以起到良好的养颜美容效果,如精油、各种浴后乳、中药为天然植物,还有活性中药药油,可以根据自身肌肤的特点及需要配方使用。洗澡后,应及时补充水分,饮水 200 毫升,可以是白水,也可以是养颜茶。

## 案例九 事业、家庭难平衡的女人

38 岁的张小姐是一位视觉设计师,孩子在上小学。她的工作非常繁忙,有时晚饭后还要加班工作,从 21:00～24:00 是常有的情况。忙的时候,她连给老公做晚饭、给孩子辅导作业的时间都没有。她感觉事业与家庭的平衡很难保持,享受亲情的时间也很有限。

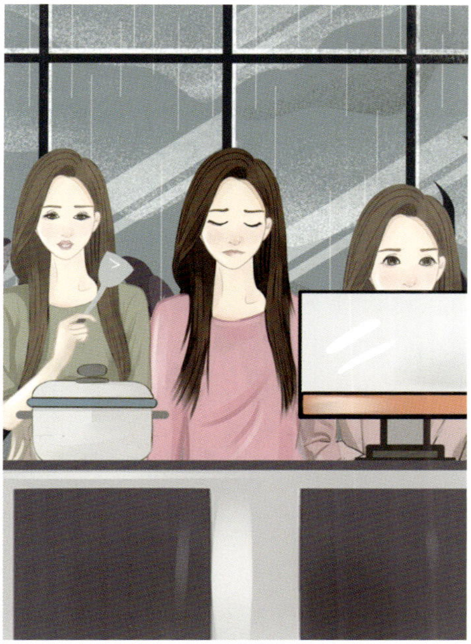

### 会诊问题 1 熬夜加班的女性会有哪些健康问题?

**北京中医药大学东方医院亚健康科主任彭玉清:**夜间是人体的修复期。简言之,夜间是机体修整、排毒以及给组织器官重新注入能量的阶段,是人体推陈出新的时刻。如作为人体生物化工厂的肝,在夜间要进行血液清洁;紧张了一天的大脑,此时进行内部程序整理;全身各个系统如内分泌系统、免疫系统也进行整合，为迎接新的一天做准备。

中医学认为，夜间是养阴的时间，特别是肝血。《内经》曰“人卧则血归于肝”，当人睡着以后，全身的血量都归于肝进行处理。女人以肝为天，养肝最当先。夜间良好的睡眠对于养肝至关重要。如果熬夜，肝血损耗、肝气不舒、肝气郁结、气血不畅，机体出现紊乱，呈现活力不足，垃圾、毒素蓄积体内引起疾病。

对于女性，熬夜首先会影响容颜，外观上气色差，面色暗黄无光泽，黄褐斑，黑眼圈、眼袋、鱼尾纹，眼睛干涩、浑浊；发质干枯、脱发（白发）甚至斑秃；免疫力下降，容易感冒、感染、过敏等；内分泌失调、月经不调、月经量少、乳腺增生；甲状腺问题，肥胖；性情上烦躁易怒，或郁闷不舒、满脸愁苦；容易疲劳，精力、体力、脑力均显得不足，工作效率低，人际关系差，幸福及快乐指数低。

## 会诊问题 2 回家后办公，如何兼顾家庭与事业？

**解放军总医院第三医学中心急诊科心理医师史宇：**没时间陪伴孩子和家人，要看究竟是态度问题还是能力问题。换句话说，是不想陪，还是想陪却没办法陪。据近年进行的一项《亲子陪伴调查报告》数据显示，51.9%的家长在工作和陪伴孩子发生冲突的时候，选择了工作。可能你会觉得这很正常，你也会选工作，并且会说出各种听起来“合理”的理由。例如，手里的工作着急交，孩子等一下再陪又不会出什么大问题；不去工作哪有钱养孩子？我不陪伴孩子，还有其他家庭成员会去陪孩子，所以，有人去做我陪不陪孩子就不重要了等。可真的是这样吗？

我想问您，如果把选项换成有两项都很重要且紧急的工作需要你去二选一，而不能两者兼顾，你会选择哪个又会放弃哪个呢？是不是这样就犯了难？那么为什么前面的那个选择会轻松做出决定呢？我想告诉你陪伴孩子这件事同样重要且紧急，你不重视是因为你还没有体验到不好的结果，是你没有看到这件事的重要性。

美国前总统奥巴马说：“我不会做一辈子的总统，但我一辈子都要做好一位父亲。”他可以在长达21个月的总统竞选中，不缺席一次女儿的家长会，他会在百忙之中挤出时间多陪陪自己的女儿，给女儿过生日，陪女儿散步、遛狗、游泳。请问您手里的工作再忙会比一位总统忙吗？

所以，应重视陪伴孩子和维系家庭这两件事，拥有时不够珍惜，失去时才会后悔莫及。及时重新规划你的时间分配表吧！

## 案例十　退休生活

今年55岁的王阿姨宣告退休，但她突然开始愁起来，退休后干嘛呢？不愿意帮孩子看孙子，她感觉那样整个人就被框住了，没有了自己的生活，但是不帮又感觉有点愧疚。想要有自己的生活，多跟老年团玩玩，感觉应该也蛮有意思的。

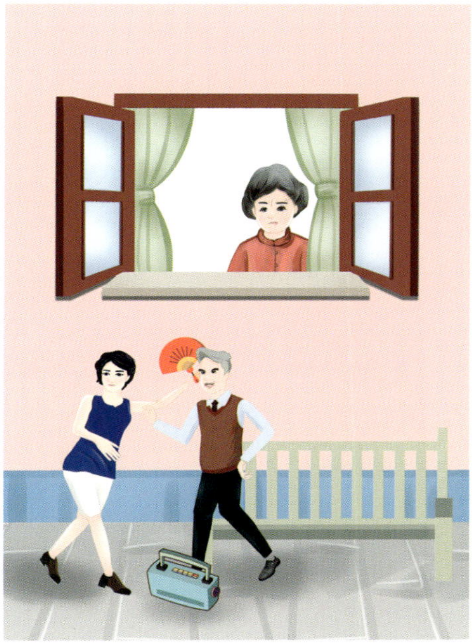

### 会诊问题 1　老年女性退休后，什么样的生活有利于健康？

**北京中医药大学东方医院亚健康科主任彭玉清：**从现代心理卫生学讲，退休是一个重要的生活事件，会引起心理生理的应激反应，需要科学认知，妥善安排，快速适应。

退休后随着工作的停止，每天不再忙于奔波上下班，通俗讲，即“不再被工作需要”；社会属性也发生了改变，同事关系结束。人会有落空感、不被需要感、脱离社会感和价值受挫感，所以，需要重新设定生活重心，建立新的社会关系，实现新的价值重心。

第一，不要完全闲下来，可以兼职，但不要全职。目的是维系社会联系，完成过渡期。有资料显示，工作或是被社会需要是长寿的重要因素。

第二，转移重心，由原来的工作重心转为生活重心，打造家庭生活，提升生活品质，布置家居，学习烹饪美食。

第三，关心自我，用健康实现最大的人生价值，培养兴趣爱好，结交朋友，建立社交圈子。学习养生保健知识，规划身心健康。

第四，完成心愿。一般而言，退休前的人生都是忙忙碌碌的，很多时候是身不由己的，每个人都会有被搁置的愿望。比如游览世界，去没有去过的地方看看走走；写一部自己的书，记录自己曾经刻骨铭心的经历；学习一项技能；陪伴家人父母等。自己梳理一下，找出来，实现它。人生过往，不留遗憾。

第五，调整心态，学会放手。特别是对年轻人及家里的晚辈要充分信任，将决策权、主持权交给他们，我们乐得其所。

## 会诊问题 2 老年人突然退休后，感觉心里一下子空落落的，如何预防老年抑郁？

**解放军总医院第三医学中心急诊科心理医师史宇：**预防老年抑郁并不是在退休以后做些什么，而是应该提前做，才能起到有效预防的作用。

在临床，我发现那些平日只顾工作没有自己业余爱好的老年人更容易在退休后出现情绪问题。而那些热爱生活、有兴趣爱好的人，即便退休以后也不会无所事事，反而更忙了，因为他们会有更多属于自己的时间，想要去做的事情早就列好了清单，等着一项一项去“拔草”。可见，在忙碌的工作中别忘了留点时间去培养自己的兴趣爱好，那些是预防将来患老年抑郁的有效方法。

无论老年人还是年轻人，都要明白，带孙辈并不是老年人的义务，并不存在很多老年人都在帮忙带孙辈，所以，你的父母就理所应当也要帮忙带。老人忙碌操劳半辈子了，把自己的孩子拉扯大已经尽到责任和义务了，是否帮忙照看孙辈全靠情分，而不是本分。所以，老人真的不愿意或者身体条件不允许也不必为此感到愧疚。

养生保健之穴位养肝法——彭玉清主任医师

第2章 Chapter

# 问答一对一

## 一、养出好皮肤

### 1. 哪些人更容易长斑？想祛斑怎样做？

**北京大学第一医院终身教授、中华医学会皮肤性病学分会副主任委员朱学骏：**雀斑在儿童或十来岁后出现，特点是在鼻梁、面颊出现米粒大小的褐色小斑点，有遗传倾向。春夏季日晒后色泽加深，冬天会变浅。激光治疗雀斑效果很好，一两次基本可以清除，但激光后一定要注意防晒，防止复发。

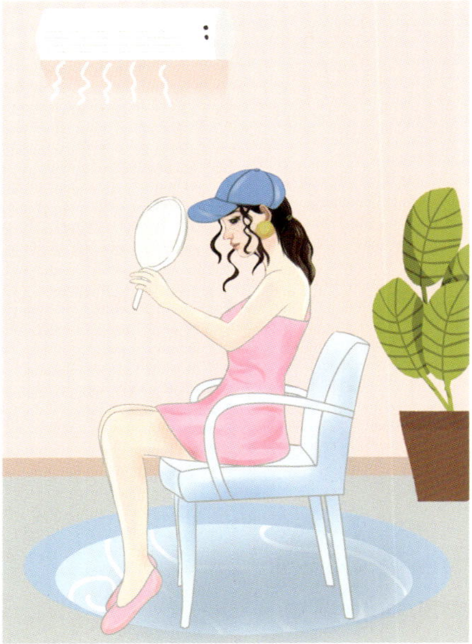

黄褐斑以青中年女性多见。特点是面颊的褐色斑，有时额头、口周也会有。黄褐斑与怀孕、内分泌失调如月经不调、痛经、服用避孕药等有关，在暴晒、精神紧张、睡眠不好时更重。治疗较为困难，以内治为主，可以结合果酸和导入的温和治疗。注意严格防晒，不要盲目进行光电治疗，因为治疗不当可能会加重色斑。

老年斑多见于50岁以上的老年人，是皮肤老化的表现，与长期日晒有关。老年斑可慢慢增大、隆起，成为老年疣(脂溢性角化症)，根据大小可以选择激光或冷冻的方式去除。

## 2. 不想当"黄脸婆"有什么好办法?

**北京大学第一医院终身教授、中华医学会皮肤性病学分会副主任委员朱学骏：**"黄脸婆"一般指更年期前后的女性，肤色较为暗沉、失去光泽。造成"黄脸婆"的一个重要原因是到了更年期，性激素水平明显下降，导致皮脂腺分泌减少，皮肤出油少了，加上表皮角质细胞代谢能力逐渐下降，含水量减少，皮肤干燥，表面粗糙，增加了对光线的散射，皮肤光泽度下降；再一个是真皮胶原糖基化，胶原产生减少，排列紊乱，也会影响皮肤对光线的折射，使得肤色发黄、暗沉。

如何延缓或预防"黄脸婆"呢？首先需要加强皮肤的基础护理，做好保湿，使皮肤有正常代谢和修复的环境；注意防晒，避免外源性的光老化，其次是保持豁达的心态、充足的睡眠和适度的运动，使整个身体功能维持在最佳的状态，而对不可避免的生理性老化，可以借助于各种先进的医美手段来延缓，例如果酸可以促进角质细胞的代谢维持其活力；水光针可以深层保湿，并促进皮肤胶原的再生；光子嫩肤可以从祛斑、去红、改善肤色和嫩肤几个方面发挥作用，每年冬天定期做。另外，一些高端医美手段如皮秒激光等在抗老化方面都有不错的效果。

## 3. 正确的日常保湿到底怎么做?

**北京大学第一医院终身教授、中华医学会皮肤性病学分会副主任委员朱学骏：**保湿是所有护肤的基础。做好保湿方法很简单，一款好的保湿霜就可以保持皮肤至少8小时水润状态。保湿护肤品里面一般都整合了减少水分流失的封包剂(比如凡士林等油脂类)和能够吸收水分的湿润剂(比如透明质酸、甘油等)。可以针对不同的皮肤类型选择不同的护肤类产品，如干性皮肤可能需要含凡士林、油包水的冷霜，或是含有神经酰胺类具有主动修复皮肤屏障功能的生物脂质产品，而油性皮肤更适合水包油的清爽护肤类产品。

好的保湿品有几个特点：首先是配方简单，温和不刺激，最好不含香料（香料是一类重要的过敏原）；二是保湿效果持久；三是与皮肤的相容性好，就是涂后感觉皮肤柔软有光泽而不油腻。

皮肤在暴晒或做了光电等治疗后，很可能会由于皮肤屏障受损，出现暂时的红斑、结痂、灼痛等情况，所以，在治疗后应加强皮肤护理，如使用保湿的面膜，一次 20 分钟左右，之后再涂抹保湿霜，以促进皮肤屏障的修复。

## 4. 痘痘冒不停，怎样调理？

**北京大学第一医院终身教授、中华医学会皮肤性病学分会副主任委员朱学骏：**青春期由于性激素活跃，容易长痘痘。进入青春期后，首先是面部皮肤出油多了。针对油性皮肤，可以使用控油的洁面产品，可以选择泡沫比较丰富的、温和的洁面乳，也可用上海洁面护肤硫磺皂，pH 为 5～7，偏酸性至中性，对皮肤刺激小。洗脸后应该使用一些控油的凝胶或乳液。有人会使用碱性较强、含有杀菌成分的清洁用品，这可能对皮肤的屏障功能造成损伤，容易成为敏感性皮肤。此时，面部皮肤受到轻微刺激，易发红、灼热或刺痒，因此，对于痘痘皮肤，所用清洁或护肤产品都应该温和无刺激，保湿也是必不可少的。

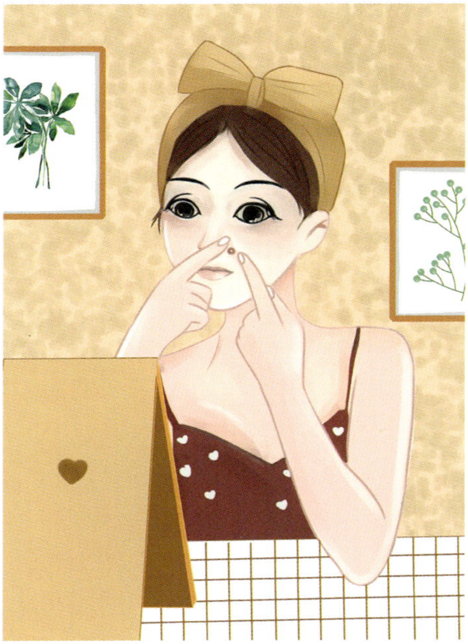

如果痤疮比较严重，需要去医院找专科医师诊治。治疗痤疮的药物很多，有的具有一定刺激性，如维A酸类的阿达帕林凝胶、迪维霜等，如过氧苯甲酰凝胶，外用后会导致皮肤干燥甚至刺激，特别是最初使用时。若感到不适，应及时洗去，并逐渐延长用药间隔时间；如果还是不能耐受，可以换用含有果酸、水杨酸的清痘类护肤产品。同时，配合使用具有舒敏、保湿的水乳类护肤品维护皮肤的屏障健康，增加皮肤对治疗的耐受性。

## 5. 面膜种类那么多，什么样的适合自己？

**北京大学第一医院终身教授、中华医学会皮肤性病学分会副主任委员朱学骏**：当前，大家使用的面膜多数是面霜的一个衍生产品，主要特点是可以增加皮肤的含水量，促进有效成分的吸收，同时提供一个快速冷却、补水修复的环境，让干燥、缺水或光电治疗之后发红的皮肤镇静舒缓下来。一般面膜中会以透明质酸、胶原为主要成分，可快速补充水分，帮助皮肤修复。在皮肤进行了医美治疗有轻微的红肿时，可以每天使用。对于健康皮肤而言，日常使用一周2～3次，每次20分钟左右即可满足一般的保湿需求。

最后，需要提醒大家注意：一定要使用经国家权威部门批准、有品牌的产品，不使用没有批准文号、不标明全部成分、不标明产地的“三无”产品，不使用传销、口口相传的产品，不管其如何吹嘘，要坚决拒绝使用！个别不良企业或美

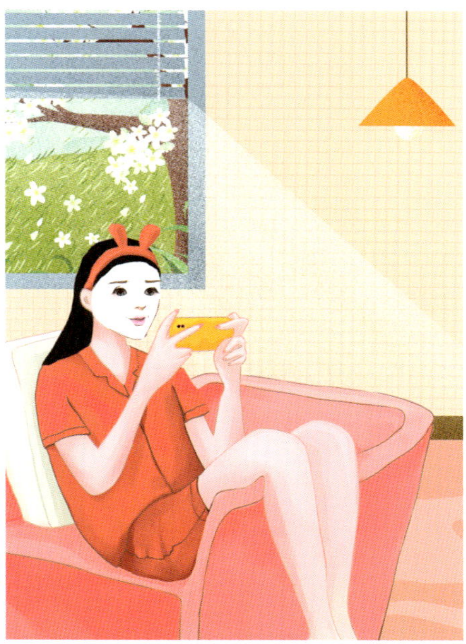

容院往面膜内加入了激素，长期使用产生依赖，并造成激素性皮炎或敏感性皮肤。另外，面膜最好固定使用一个品牌，不应经常更换。

## 6. 去年的防晒霜，今年还能用吗？

**火箭军特色医学中心皮肤科原主任杨维玲：**化妆品包装上显示的保质期时间为未开封的时间，多数是三年。但是开封之后，建议在 6～12 个月内用完，所以，去年的防晒霜，如果没有开封，你可以接着用；如果开封了，即使未过保质期，防晒成分长期氧化也会失去活性。

一般情况下，防晒霜的包装上都会明确标有“6M”或“12M”的标识，这是表示要开封后 6 个月或 12 月内用完，每一种防晒霜的配方和成分不同，保质期也不同，建议大家在保质期内使用完。对于防晒霜的使用量，面部每次至少不少于 1 毫升，30 毫升的防晒霜最多撑一个月，如果一瓶 30 毫升的防晒霜一个季度还没有用完，先不要担心是否过期，先考虑下防晒霜到底有没有涂够吧。

## 7. 如何给皮肤做深度清洁？多久做一次比较合适？

**火箭军特色医学中心皮肤科原主任杨维玲：**一个毛孔可以吸收数千万真菌，滋生螨虫。而我们的面部肌肤天天暴露在空气污染中，自身分泌的油脂、汗液及彩妆残留等脏东西的混合，极易堵塞毛孔，影响皮肤代谢功能，还会影响皮肤美观。除了日常家居清洁，建议结合科学的深度清洁，让皮肤呼吸更通畅。

**皮肤深度清洁怎么做？**

(1) 清洁皮肤先卸妆，用专业卸妆产品清除面部彩妆、隔离霜、防晒霜等。

(2) 温水清洁，洗面奶轻柔清洁 1～2 分钟，T 区清洁更需到位。

(3) 定期温和去角质软化肌肤，带走多余厚硬角质，还原透亮好气色。需要注意的是，无论什么皮肤类型去角质，都需要 1～1.5 个月做一次，因为角质层是皮肤屏障功能的重要组成部分，从基底层产生出来的角质形成细胞分化成最外层角质层，需要 1～1.5 个月的时间。

(4)建议定期到专业美容机构进行专业深层清洁护理。

## 8. 激素脸怎么护理皮肤？

**火箭军特色医学中心皮肤科原主任杨维玲：**激素脸又称“激素依赖性皮炎”，和普通的皮肤敏感或过敏不同，常见于使用激素类产品后形成激素依赖，皮肤屏障严重受损，免疫功能受到破坏，很难自行恢复，以至于皮肤对外界环境非常敏感。

**如何拯救激素脸?**

(1)秉持正品保证。扔掉一切成分不明的、功能夸大的和"三无"产品,保护自己不接触含有激素的美容化妆品,在医嘱指导下停止或减量使用激素药膏。

(2)在皮肤科医生或专业人员指导下,裸调肌肤,精简护理,减轻肌肤负担,恢复肌肤的自我代谢能力。

(3)温和清洁,动作轻柔,切勿暴力揉搓,保护角质层和皮脂膜的皮肤屏障。

(4)补充透明质酸做好补水、保湿。

(5)做好肌肤防晒,遮阳伞、遮阳帽、墨镜、口罩的佩戴,防止紫外线,阻止细菌、粉尘等刺激物入侵皮肤。

(6)饮食清淡,多吃蔬菜、水果等富含维生素的食物。

如需治疗激素依赖性皮炎,必须在专业医生的指导下进行。

## 9. 护肤品需要放到冰箱储存吗?

**火箭军特色医学中心皮肤科原主任杨维玲:**首先,不是所有的护肤品都适合放进冰箱冷藏,适合放入冰箱的护肤品有以下几种。

(1)面膜:补水、修复面膜可以放在冰箱中,适度降温的面膜有利于皮肤晒后的修复,促进毛细血管的收缩。

(2)无油成分的化妆水、芦荟胶、冻膜,可以放冰箱,按照说明使用,对肌肤有镇静舒缓的作用。

(3)含特殊成分的精华和原液:建议开盖后低温保存的产品,含有易氧化成分,例如维生素C、表皮生长因子等,这些物质接触空气会加速氧化,逐渐失去活性,建议开封后放冰箱保存。

不适合放冰箱的护肤品有以下几种。

(1)油类护肤品:例如卸妆油、精油、润肤油等纯油类的产品不能放冰箱保存,因为低温会导致油脂类发生化学变化,让产品失去功效。

(2)乳液、面霜:低温会破坏护肤品的微观乳化结构,使护肤品出现水油分离现象,不但不能帮助产品保鲜,反而会更快地使很多活性成分丧失。

多数护肤品无须放在冰箱中保存的,只需存放在阴凉、干燥、避光的环境。需要放入冰箱保存的护肤品,要一直放到用完,不要冷热交替存放,因为这样会加速变质。切记,冷藏勿冷冻。

## 10. 日霜、晚霜差别大吗?

**火箭军特色医学中心皮肤科原主任杨维玲:**日霜和晚霜差别还是很大的,

日霜主打防护，晚霜主打修护，不能相互替代使用，它们有两点不同。

(1)成分不同：日霜一般含有防晒成分，而晚霜通常含有丰富的营养成分和修复因子，有些还有需要避光的美白成分，需要在夜间使用。

(2)功效不同：日霜一般都有隔离、防护及抗氧化的功效，为皮肤平整纹理，提高光线反射度，让我们白天看着更精神；同时日霜还能为肌肤挡住灰尘和污垢，并减少风吹日晒对皮肤的损伤。皮肤在夜间的安静环境中和睡眠时间，再生、修复和吸收能力比白天都增强，所以，晚霜更需营养丰富，适合在夜间为皮肤深度滋养和修护美白。

## 二、妇科烦恼事儿

### 1. 临近绝经期的子宫肌瘤患者可以采取保守治疗吗？

**北京协和医院妇产科主任医师谭先杰：**大部分是可以的。子宫肌瘤是最常见的女性生殖道良性肿瘤，30～50 岁的女性中，1/3～1/2 的女性都有子宫肌瘤。并不是所有的子宫肌瘤都需要治疗，或是需要手术，只有当子宫肌瘤引起了症状，例如，月经异常(月经量多、月经期长)甚至引起贫血、腹痛、腹部摸到包块并引起不适症状、无法怀孕其他检查未发现异常但存在子宫肌瘤、因黏膜下肌瘤引起白带增多等情况。如果没有这些症状，子宫肌瘤可以不用治疗，采取保守观察。子宫肌瘤是一种雌激素依赖性疾病，绝经后一般就不会再新出现子宫肌瘤，原有的子宫肌瘤也就停止生长甚至缩小，所以，对于临近绝经期有子宫肌瘤的妇女，如果没有上述症状，可以考虑观察，不要轻易使用药物，包括中药。观察期间，每半年做一次超声检查，评估肌瘤长大程度。如果短期内迅速长大，或者绝经后继续长大，则要警惕肌瘤恶性变，就需要积极处理了。

### 2. 长在子宫颈上的囊肿，切除后还会再长吗？

**北京协和医院妇产科主任医师谭先杰：**这要分情况。如果囊肿就是宫颈腺体囊肿，即纳氏囊肿，一般不需要处理，我们把小的纳氏囊肿比作脸上的青春痘，除了检查的时候医生能看到，没有人能看到，也不会让人产生不适的感觉，所以，不需要处理。如果囊肿的体积较大，例如，超过 2 厘米，或者引起女性的不适(平时或者同房时)，可以手术切除或者用激光烧灼，但无论是手术切除还是激光烧灼，都有复发的可能，因为宫颈的腺体很多，任何部位都可能发生新的囊肿。当然，如果囊肿是其他来源而不是纳氏囊肿，则另当别论，需要根据病理结果进行处理。

## 3. 白带异常如何调节？

**北京协和医院妇产科主任医师谭先杰：**白带是指女性的阴道分泌物，通常是乳白色或蛋清样的液体，所以称为白带。不同女性或者不同饮食之后，白带可能会有不同的气味，但通常是人类能耐受的范围。白带异常分几种情况，一种是气味异常，如血腥味、鱼腥味或者恶臭；一种是质感异常，如泡沫样、豆渣样、膜状、泔水样、血性白带等。有的时候，白带异常会伴随有外阴和阴道瘙痒。

至于如何调节白带异常，需要根据白带检查结果，明确病因后施治。如果是外阴阴道瘙痒伴有豆渣样白带，检查发现念珠菌，则是霉菌性阴道炎（外阴阴道念珠菌病），可用克霉唑等抗真菌药物；如果是外阴阴道瘙痒伴泡沫样白带，检查发现滴虫，则是滴虫性阴道炎，可用甲硝唑等抗滴虫的药物；如果是外阴阴道瘙痒伴泡沫样白带，细菌性阴道病检查阳性，则是细菌性阴道炎，治疗方法和滴虫性阴道炎一样；如果是血性白带，则首先要排除宫颈癌前病变或者宫颈癌，以及宫颈息肉等；如果是阵发性水样白带，则要考虑输卵管积水或者输卵管癌等。

总之，白带异常的调节不是一句话能说清楚的。当然，如果各项检查没有发现异常，也可以考虑中药调节。

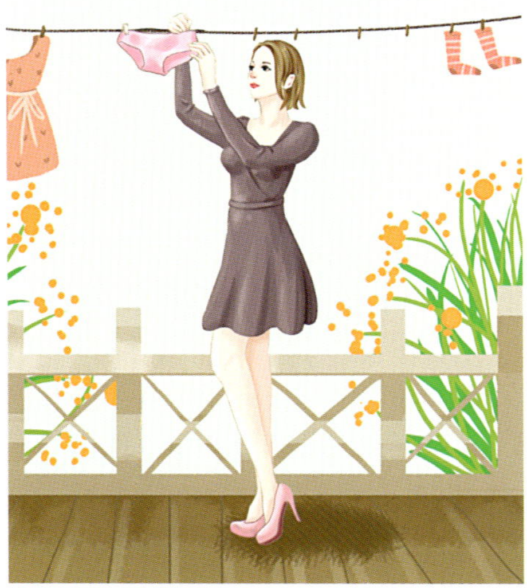

## 4. 查出盆腔积液怎么办？

**北京协和医院妇产科主任医师谭先杰：**如果仅仅是超声检查发现盆腔积液，并不伴有下腹痛等问题，而且积液量不多，完全可以不用理会，定期复查，即 3 个月后复查超声即可。正常人腹腔和盆腔是有一定量液体的，这些液体是由肠表面和腹膜分泌的，目的是便于滋养这些器官，便于肠管的蠕动，而盆腔是站立时腹腔最低的位置，所以，液体会集中到这里。以前超声检查报告盆腔积液的情况不多，因为以前超声的分辨率较低，甚至看不到这些液体。目前超声的分辨率增加了，所以，盆腔的液体也就看得更清楚了，对于盆腔积液的报告也就多了起来。当然，如果报告的盆腔积液很多，需要考虑肝的问题或者女性生殖器器官的问题，甚至卵巢的恶性肿瘤。如果积液多又伴有下腹痛，则需要考虑炎症问题。

## 5. 宫颈糜烂如何治疗？

**北京协和医院妇产科主任医师谭先杰：**这个问题目前一般的答复是不用处理。宫颈糜烂以前被认为是慢性宫颈炎的一种，还根据糜烂面占整个宫颈面积的比例，由轻到重分为 1 度、2 度和 3 度，但目前认为宫颈糜烂这个疾病根本就不存在，多数时候是宫颈组织在卵巢激素作用下的一种正常表现，称为宫颈柱状上皮移位，但我个人对此有保留观点，仅供参考。

其实可以这么认为，宫颈糜烂可分为 3 种类型。第一种是目前医学上大多数人认为的宫颈柱状上皮移位，这是一种生理现象，是宫颈在不同雌激素水平作用下的表现。第二种是各种物理、化学、生物因素引起的宫颈糜烂。这两种宫颈糜烂都不会发展成为宫颈癌。第三种是由于特殊的微生物即人乳头瘤病毒感染同时合并的宫颈糜烂，是宫颈癌前病变的表现，所以，对于宫颈糜烂，不能一概而论简单地认为是重病而吓唬病人，但也不能完全认为其不是病而不重视。即使是前两种宫颈糜烂，如果有白带异常和接触性出血，也需要治疗，而对于第三种类型的宫颈糜烂，更是需要重视，需要进行宫颈癌筛查，并做相应处理。

还是让宫颈糜烂自己来做呈堂证供吧。

人们称我为“宫颈糜烂”，我很不自然。因为“糜烂”二字总让人产生作风不正之类的联想。实际上，尽管宫颈糜烂与性生活之间的关系的确说不清、道不明，但是糜烂的严重程度却与是否有多个性伴并没有直接联系。换句话说，一个性伴侣可以使宫颈很糜烂，而有多个性侣伴者其宫颈未必糜烂。

以前我是过街老鼠，人人喊打。全世界的人都认为宫颈糜烂是宫颈炎症这一黑恶家族中的骨干成员，其他成员还包括急性宫颈炎(宫颈充血水肿、白带多、异味等)、慢性宫颈炎(白带多、异味)、宫颈纳氏囊肿、宫颈息肉，等等。甚至还认为，如果不对宫颈糜烂进行治疗，就会发展成为子宫颈癌。

目前，我的日子稍微好过一些。新的观点认为，宫颈糜烂并非真正的疾病，它很可能是女性宫颈的生理改变，权威专家们甚至建议废弃“宫颈糜烂”这一疾病名称，但是，不用说您本人，很多医生目前也还不能接受这一观点。

另外，对于宫颈糜烂会发展为宫颈癌的观点，目前也进行了修正。实际上，引起宫颈糜烂的原因有多种(病毒的、细菌的、激素的、物理或化学的因素)，而宫颈癌则是感染了人乳头瘤病毒这种特殊病毒的结果。换句话说，宫颈癌或者癌前病变可以表现为宫颈糜烂，但只有由人乳头瘤病毒感染导致的糜烂才会发展成为宫颈癌。

我承认，人们重视宫颈糜烂是正确的。主要原因在于，宫颈糜烂与宫颈癌前病变或者与宫颈癌在肉眼检查上很难区分，因此，对于宫颈糜烂，在进行治疗前都需要先做宫颈防癌检查，排除宫颈癌前病变和宫颈癌。

当然，如果这种甚至不再称为病的宫颈糜烂引起了令人难受或难堪的症状，如白带多、白带带血、性交后出血，合并感染引起白带异味或者引起不孕等等，还是应该治疗的。

目前宫颈糜烂的治疗方法主要包括药物和物理治疗(冷冻、电凝、激光、微波等)。对于轻度的糜烂，药物有一定效果；对于中度到重度的宫颈糜烂，通常需要物理治疗。再次强调，治疗前需要做宫颈防癌检查。

至于那些名字动听、价格数千甚至上万的治疗宫颈糜烂的高科技方法，除非您十分有钱，否则缓缓也罢！

简言之，你们需要重视我的存在，但也没必要太拿我说事儿！

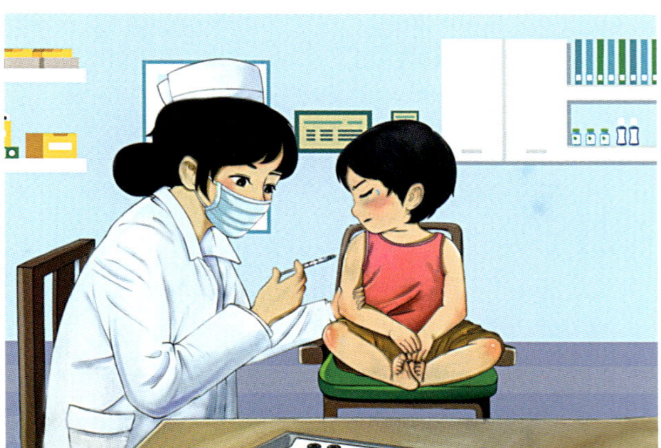

## 6. 16岁来例假，直到25岁一直经期不准，查激素六项都没问题，我该怎么办？

**北京协和医院妇产科主任医师谭先杰：**先说答案，我建议考虑短期使用口服避孕药物来调节月经。月经周期不准通常是都是卵巢雌孕激素有失调，尽管这个时候性激素六项检查可以是正常的。口服避孕药中既有小量的雌激素，又有孕激素，模拟的是卵巢的激素分泌状况，可以让子宫内膜在这些激素的作用生长和脱落，同时抑制卵巢排卵和输卵管黏膜的分泌，从而达到避孕和调经的目的。短效口服避孕药的不良反应并不如传言中的大，让年轻女性最担心的是体重增加。其实口服避孕药本身并不会让人长胖，只是因为它有促进食欲的作用，如果同时不增加运动，就有可能发胖，所以，只要注意到了这点，就不会中招了。其他不良反应包括增加血栓的风险、抑郁等，都是极小概率事件，不用担心。口服避孕药能降低卵巢癌和子宫内膜癌的风险，但可能轻度增加乳腺癌的风险(服用在3年以内风险不大)。如果调整月经，一般用3～6个月，影响就更小了。

## 7. 月经不调，且经量少是怎么回事？我是早衰吗？

**中国中医科学院针灸医院卵巢早衰专病门诊主任医师房繄恭：**正常月经具有周期性，出血的第1日为月经周期的开始，相邻两次月经第1天的间隔时间，称为一个月经周期。一般为21～35天，平均28天。月经不调是指月经周期不足21天或者超过35天。偶尔出现的月经不调，不用过于担心，一般也不会是早衰。

女性月经常会受到内在或者外在因素的影响，如精神紧张、气候骤变、环境变化、过度运动等。口服避孕药、人工流产术后以及一些其他器质性病变等也会导致月经不调。如果连续几个月出现月经不调的情况，应该及时就医。中医可以采用艾灸关元、气海、三阴交、足三里等穴位，具有良好的补益气血，调理月经的作用。

## 8. 经常出现经期延长，经量多的情况，我该怎么办？

**中国中医科学院针灸医院卵巢早衰专病门诊主任医师房繄恭：**每次月经持续时间一般称为经期，一般为2～7天，多为3～5天。一般超过7天，称为经期延长。一次月经的总失血量称为经量，正常月经量为20～60ml，如果超过80ml称为月经过多，也可以伴随比较多的血块。经期延长、经量过多，往往是子宫肌瘤、子宫腺肌症、异常子宫出血等某些疾病的临床表现，建议及时就医，同时要警惕出现贫血的情况。如果是偶尔出现，可艾灸隐白穴，具有良好的治疗经期延长，经量多的作用。

## 9. 痛经又来了，我该如何缓解？

**中国中医科学院针灸医院卵巢早衰专病门诊主任医师房繄恭：**痛经是妇科最常见的临床症状之一，是指行经前后或者月经期出现下腹部疼痛，坠胀，有的还会伴有腰骶部酸痛或者其他不适。症状严重的痛经对女性的生活和工作会产生很大的影响。

痛经一般分为原发性和继发性两类。大约90%的痛经为原发性痛经，是女性青春期较为普遍的问题。月经期保证充足的睡眠，保持舒畅的心情也具有一定的帮助作用。如果是继发性痛经，须及时就医检查，进一步明确导致痛经的原因。

中医认为痛经多因经期受寒，寒邪凝于冲任二脉；或者因情志不畅，抑郁伤肝，导致肝郁气滞，经血凝滞胞宫；或因禀赋不足，肝肾素虚，致使冲任气血虚少，胞宫经脉失养，致发痛经，因此，经期、以至于经前期几天注意保暖十分重要，可以艾灸小腹部的穴位，如关元、血海、天枢等，注意避免烫伤，也可以经期泡脚来缓解疼痛，最好是能泡至全身微微渗汗。针灸十七椎、三阴交、太冲等穴位对于痛经具有良好的即刻止痛效果。

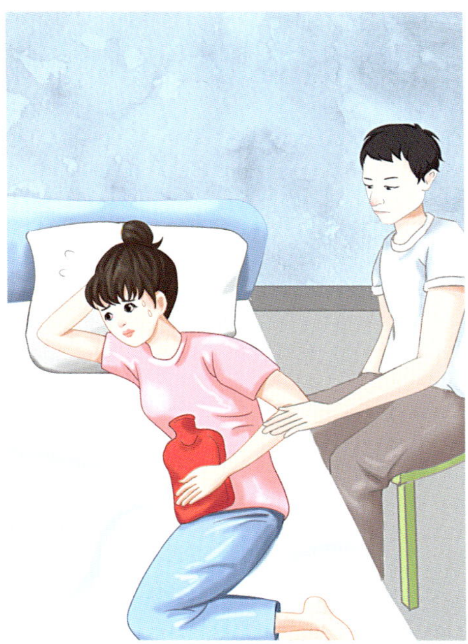

### 10. 哪些情况需要进行盆底肌训练？

**中国中医科学院针灸医院卵巢早衰专病门诊主任医师房繄恭：**女性盆底功能障碍性疾病，临床可表现为子宫脱垂、阴道前后壁膨出、压力性尿失禁等，妊娠和分娩是造成该问题的独立危险因素。日常生活中，可以通过凯格尔运动来进行盆底肌训练，加强盆底功能。

凯格尔运动，中国古已有之，称为"撮各道"，具体方法是"吸、舔、撮、闭"四字诀，即放松全身，将臀部及大腿用力夹紧，配合收气，舌舔上腭，向上收提肛门，稍闭气，然后慢呼，每次反复 10～20 次，每日 3～5 次为宜。采用电针八髎、会阳等穴位为主的"盆底六针"对于子宫脱垂、漏尿、阴道松弛等具有良好的治疗效果。另外，现代康复中的电刺激、生物反馈等治疗也有良好的作用。

## 三、走开吧肿瘤

### 1. 人乳头瘤病毒阳性是宫颈癌前病变吗？

**北京协和医院妇产科主任医师谭先杰：**已经明确，持续性高危型人乳头瘤病毒感染是宫颈癌的致病元凶。可以这么说，如果这辈子不感染人乳头瘤病毒，一般就不会得宫颈癌，但反之却不成立，并不是感染了人乳头瘤病毒（也就是说人乳头瘤病毒阳性）就会得宫颈癌。大约 80%以上的宫颈人乳头瘤病毒感染会再 8～12 个月内被自然清除，所以，有位美国学者把宫颈人乳头瘤病毒感染比作是宫颈上的一场感冒。部分人乳头瘤病毒感染会持续存在，在持续人乳头瘤病毒阳性的人中，有一部分人会发展成为宫颈癌前病变，后者中有一部分人会发展成为宫颈癌。

宫颈的癌前病变通常是指宫颈高级别鳞状上皮内病变，以前称为宫颈上皮内瘤变 2 级和 3 级（CIN2，CIN3），而人乳头瘤病毒感染后很多表现为低级别鳞状上皮内病变（LSIL），也就是以前的 CIN1，所以，人乳头瘤病毒阳性和宫颈癌前病变不是一回事儿，一部分持续人乳头瘤病毒阳性的女性会发展成为宫颈癌前病变，但大部分会自然痊愈。

### 2. 不生孩子和妇科肿瘤有关系吗？不生孩子的人更容易得妇科肿瘤吗？

**北京协和医院妇产科主任医师谭先杰：**这个问题分两个方面来说。通常认为，适当次数的怀孕和分娩可以减少一些妇科肿瘤的发生，例如，平均 2～3 次的足月怀孕可以降低卵巢癌、子宫内膜癌和子宫内膜异位症的发生，所以，如果一直不生小孩，也就是丁克，对预防和减少前述几种肿瘤的发生是不利的。

就宫颈癌的发生而言，与生不生小孩没有直接联系。宫颈癌的发生是持续高危型人乳头瘤病毒感染的后果，而这种病毒的传播主要是通过性行为。如果终身无性生活或者没有性乱情况的发生，显然就更不容易发生宫颈癌。

## 3. 外阴癌有什么表现？

**北京协和医院妇产科主任医师谭先杰：**在所有女性外阴疾病中，最不幸的就是遭遇外阴癌了。外阴癌占女性生殖器官恶性肿瘤的3%～5%，多发生于绝经后的老年女性。常见症状是外阴瘙痒、疼痛、有肿块。外因瘙痒常常持续时间较长，在确诊为外阴癌之前，瘙痒可能已经持续了5～20年，瘙痒与外阴癌的一些前驱疾病有关，如外阴白斑或外阴硬萎等，如发生癌变，患病的地方出现发硬的肿块，或像菜花一样质脆的肿块。如果肿块迅速变大，会侵犯肛门、直肠和膀胱，而且外阴癌极易经淋巴发生转移，转移后患者一侧或双侧腹股沟的淋巴结会肿大，并且会变得质地坚硬，而且固定不动。

早期外阴癌的治疗效果比较好，晚期治疗效果很不理想。按理说外阴癌长在身体表面，比较容易被发现，但有些病人就诊时已经是晚期。究其病因，一方面是病人常为老年女性，羞于进行妇科检查，另一方面是早期症状不明显，有时难辨良恶，所以，外阴癌重在预防。避免因为外阴卫生不良造成慢性外阴炎的长期刺激。一旦发现外阴部有溃疡、结节、乳头状肿物或者有白斑的患者，应及早检查，弄清性质。

## 4. 卵巢癌有哪些预警信号？

**北京协和医院妇产科主任医师谭先杰：**卵巢恶性肿瘤是女性生殖器官常见的恶性肿瘤之一，发病率仅次于子宫颈癌和子宫体癌。

对于女性高发卵巢癌，三联征可作为早期诊断的警示信号：40～60岁是卵巢癌的高危年龄组，因此，这个年龄组的妇女定期接受妇科检查是必要的；有卵巢功能失调的历史，有一个较长时间的卵巢功能平衡失调的过程，比如经前期综合征、月经过多、乳房胀痛、多次自然流产、不育以及过早绝经，这似乎意味着卵巢像一个偏离了中心的凸轮，随时可能发生各种障碍；说不清楚的腹部不适和某种持续存在的消化道症状，如食欲不振、腹胀，特别是在进食之后。

注意这些早期信号，定期检查是癌症早期发现的关键。

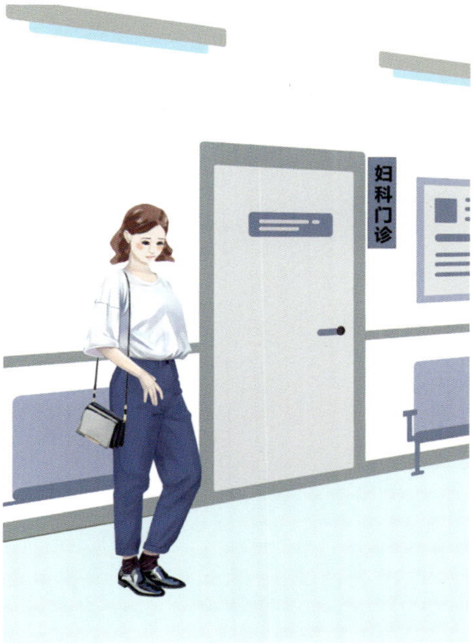


## 5. 子宫肌瘤必须做手术吗？

**北京协和医院妇产科主任医师谭先杰：**手术是治疗子宫肌瘤立竿见影的方法，但毕竟创伤较大，有些患者已经不适合做这样的手术，而此时子宫动脉栓塞和高能聚焦超声是代替手术的成熟方法。

子宫动脉栓塞术是在血管造影的指引下，将特殊的漂浮导管选择性地插入子宫动脉中，注入特殊物质，阻断子宫动脉的血供，从而达到治疗目的。高强度聚焦超声适用范围和效果与子宫动脉栓塞术相似，但这种技术不需要进行血管造影，是一种更为微创的方法。

## 6. 宫颈糜烂都会发展为宫颈癌吗？

**北京协和医院妇产科主任医师谭先杰：**宫颈糜烂以前被认为是最常见的宫颈疾病，但目前一般倾向于认为宫颈糜烂不是病，而是女性宫颈在卵巢激素作用下的一种生理表现，只是在检查时医生仍然描述“宫颈糜烂样”外观，所以，宫颈糜烂本身不会发展成为宫颈癌，只有同时感染了人乳头瘤病毒才有可能发生癌变。

需要提醒的是宫颈糜烂与宫颈癌的癌前病变，在症状上有很多相似之处。例如，白带明显增多，同床后有出血等，此时应到医院先进行人乳头瘤病毒筛查，之后再按着常规方法治疗。一旦确诊宫颈癌，仅有部分患者适合手术，例如年龄不大，病情在早期，以及希望保留卵巢和阴道功能的女性。除此之外，多数患者都要进行放、化疗。预防宫颈癌除定期体检、积极治疗宫颈糜烂外，还要避免不洁的性行为。

## 7. 乳腺增生可以消除吗？慢慢变大会不会变成乳腺癌？

**中国医学科学院肿瘤医院特需医疗部主任医师袁芃：**乳腺增生是一种非肿瘤的良性疾病，它经常出现在20～45岁的女性身上，特别是在月经来临前后，症状会更加明显，病因主要与内分泌功能紊乱有关。随着年龄的增大，体内雌激素水平降低，乳腺增生可能会缓解。不同病理表现的乳腺增生癌变的可能性不同，其中乳腺囊性增生的癌变率为1%，只有活检病理为非典型增生时存在恶变的可能，但总体癌变可能性非常低。

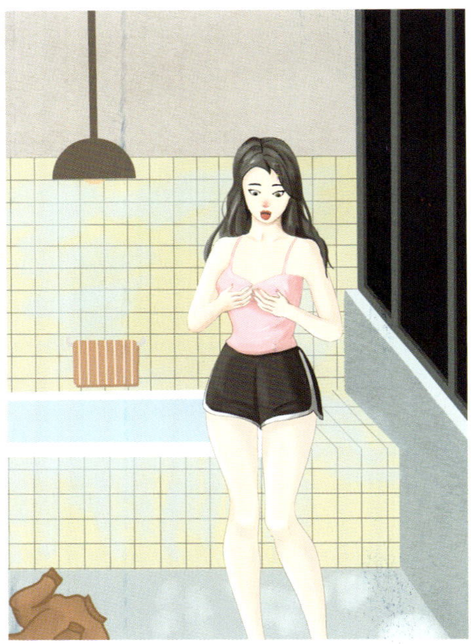

## 8. 如何预防乳腺肿瘤？

**中国医学科学院肿瘤医院特需医疗部主任医师袁芃：**乳腺肿瘤明确的发病病因尚不清楚，但确实存在一些高危因素。除了月经初潮早（<12岁），绝经年龄晚（>55岁），不孕及初次生育晚，哺乳时间短，或者父母、子女、亲兄弟姐妹患有乳腺癌等高危因素以外，有一些生活方式与乳腺肿瘤发病有一定的关系，如营养过剩、肥胖、高脂饮食、过度饮酒等，在定期查体的同时，应注重保持健康的生活方式，保持良好的心情，积极参加体育锻炼，合理营养和膳食，让身体和心灵都保持健康，以此预防乳腺肿瘤。

### 9. 我有乳腺纤维瘤 20 多年了，除了经常复查还需做哪些防护？

**中国医学科学院肿瘤医院特需医疗部主任医师袁芃：**建立良好的生活饮食习惯，避免和减少心理紧张因素，保持心情舒畅。控制高脂肪、高热量饮食的摄入，不乱服用外源性雌激素。定期复查，观察纤维瘤的变化情况，若有乳腺癌家族史，可考虑手术治疗。

### 10. 母亲得过乳腺癌，会遗传给女儿吗？

**中国医学科学院肿瘤医院特需医疗部主任医师袁芃：**乳腺癌不是遗传性疾病，但是遗传因素是发病的高危因素。如果母亲确诊乳腺癌，女儿存在患乳腺癌的高危因素，但不一定会得乳腺癌。*BRCA* 基因为乳腺癌与卵巢癌发病相关。研究发现，到 80 岁时的累计乳腺癌罹患风险，在 *BRCA*1 携带者中为 72%，在 *BRCA*2 携带者中为 69%。如果母亲经基因检测发现携带 *BRCA* 基因突变，女儿可以选择 *BRCA* 基因检测，若无基因突变，则每年进行乳腺常规体检，常规预防即可；若存在 *BRCA* 基因突变，可以选择每年进行乳腺卵巢体检，或者前往专科医院咨询。

## 四、吃出美人儿

### 1. 吃猪蹄能补胶原蛋白吗？

**中国中医科学院广安门医院食疗营养部主任王宜：**猪蹄是有营养的，它的营养虽比不上猪肉，但也是一种蛋白质资源。其蛋白质由角蛋白、白蛋白、球蛋白、弹性蛋白和胶原蛋白组成。胶原蛋白对人体的皮肤、筋、软骨、骨骼及结缔组织都有重要作用，对延缓机体衰老和促进儿童发育有特殊意义。

值得提示的是猪蹄中的蛋白质主要是动物胶质，缺乏色氨酸、赖氨酸、亮氨酸等人体需要的必需氨基酸，所以，是一种营养价值偏低的蛋白质（专业上称非优质蛋白质），吸收利用率低。

普通的烹饪方法难以分解胶原蛋白，人们就会选择以熬汤、炖煮的方式，长时间加热，进而促进胶原蛋白的水解，以提高其消化吸收的效率。更重要的是，应将其与其他食物混和搭配，通俗说："缺什么补什么"，通过食物互补作用（蛋白质互补）弥补自身不足，提高其营养价值。例如，在加工时，分别加入黄豆、豆腐、鸡肉、鱼、蛋类，不仅别具风味，还有利于吸收利用，营养更佳。提示，在烧猪蹄时，稍加点食醋，会使猪蹄中骨细胞中的胶质分解出磷和钙来，丰富了营养成分。

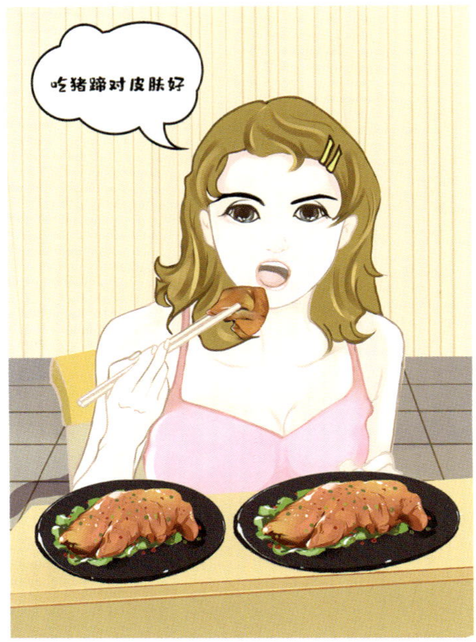


## 2. 气色不好，吃点什么能补气色？

**中国中医科学院广安门医院食疗营养部主任王宜：**靓丽的气色容颜是每个人的追求，气色的好坏可说是身体状态的"晴雨表"。中医"望、闻、问、切"中的"望"诊即观人体面部色泽初断病征。一般来说，如果形容一个人神采奕奕，我们就会说这个人"气色好"，但是气色不仅表现人的精神状态，还暗藏健康秘密。

脾胃失调、不规律作息、缺乏运动、过度劳累都会"偷走"气色；合理调养就能帮助调出好气色。

压力大、脾气急，肝气不好，脸色发青。可嗅花香、品花茶、食花点，花香（玫瑰花、茉莉花、桂花）沁人心脾、疏肝理气，让人心旷神怡。

久病精亏气血不足者，面色多苍白或萎黄。应补气养血，应用大枣、桂圆、阿胶、红枣、人参等参类及山药、莲子等。

睡眠不佳所致脸色灰暗、有黑眼圈等，需补好觉睡好觉，可以选择养心安神的酸枣仁、柏子仁、百合、小米、猪心等食物。有的人会因为心情郁闷、紧张焦虑而失眠，此时可食用玫瑰花、菊花、薄荷、陈皮等疏肝解郁、缓解焦虑。

桃花脸美人颜是形容女性朋友姿容秀丽的常用词语，可偏偏有的人脸色黯淡无光，甚至是遍布暗斑，这与其气血不足、血运不畅不无关系。此时，就应在补气养血基础上配以山楂和适量的桃花等，以活血化瘀使肌肤柔润亮泽，恢复美丽容颜。

## 3. 月经期哪些食物可以稍微多吃，而哪些是最好不碰的？

**中国中医科学院广安门医院食疗营养部主任王宜：**首先，寒凉、冰冷食物最好别碰，过食寒凉、寒滞中脘，又挟湿邪易伤中伤阳，致葆宫虚寒引发痛经、泄泻等症。再者，辛辣、刺激、油腻食物也最好少吃，以免生热久郁化火，诱发口舌生疮、便秘等“上火”症状。

月经期间的饮食宜以“三高”，即高优质蛋白质、高维生素、高铁为原则，以调气养血为中心，以增强体质为目标。

月经期间食疗应补肾、扶脾，兼以疏肝、调理气血。可以食用瘦肉类、粳米、蛋类、芹菜、山药、胡桃肉、百合、蘑菇、黑木耳等食物。

月经期间，还应补充一些有利于“经水之行”的食品，如羊肉、鸡肉、红枣、豆腐皮、苹果、山楂、薏苡仁、牛奶、红糖、益母草、当归、桂圆等温补食品。

## 4. 哺乳期吃什么有助于下奶？

**中国中医科学院广安门医院食疗营养部主任王宜：**母乳是上天赐予婴儿的礼物，是母爱伟大的体现。乳汁的分泌，会受到诸多因素的影响。

首先，要保证宝宝的吮吸，宝宝规律的吮吸，可以促进产妇催乳素的分泌，进而促进乳汁的分泌。同时，产妇可以多吃一些下奶食物，比如黄豆芽、猪蹄汤、鲫鱼汤、花生米、冬瓜排骨汤。若效果不显著，可添加适量的通草（用量遵医嘱），以促进乳汁分泌。

乳母饮食宜清淡、少盐，少加调味料。不宜喝高脂肪浓汤，以免影响食欲，而且对婴儿不利，会增加乳汁的脂肪含量。有的宝宝不能耐受和吸收这种高脂肪的乳汁，会引起腹泻。

更为重要的是，必须要保持好的心情，不能着急生气，减少压力，消除紧张焦虑情绪，防止因过度的情绪变化造成“回奶”。

## 5. 哪些食物可以滋阴?

**中国中医科学院广安门医院食疗营养部主任王宜:**中医讲究阴阳平衡,而久病伤身、房劳过度、过多食用温热香燥之物等就会造成包括血液、唾液、泪水、消化液等阴液(体液)亏虚,以致阴虚生内热,从而出现口鼻咽喉干燥、咳嗽少痰、便秘、虚烦不眠等症状。

食疗应选择味甘、性寒凉、具有滋阴润燥的食物。常见的有银耳、黑木耳、大白菜、番茄、梨、葡萄、桑葚、牛奶、鸡蛋黄、鸭蛋、鸭肉、兔肉、甲鱼、乌贼鱼、海参、猪皮、黑芝麻、百合、枸杞子。

## 6. 女性贫血应该多吃点什么?

**解放军总医院第八医学中心营养科主任左小霞:**部分女性朋友有缺铁性贫血的烦恼,其实科学合理的饮食可很好地防治贫血。

(1)多吃富含铁元素的食物,着重推荐补铁的"铁三角":红肉(每天40~75克),血豆腐(每次50~100克,每周2次),肝(每周1次,每次50克),这些动物性铁属于血红素铁,不光铁含量高,同时吸收利用率高。其次红枣、桂圆、海带、紫菜、木耳、黑豆、绿叶菜等深色食物含铁量也比较高,这些植物性铁属于非血红素铁,吸收利用率不及血红素铁高。

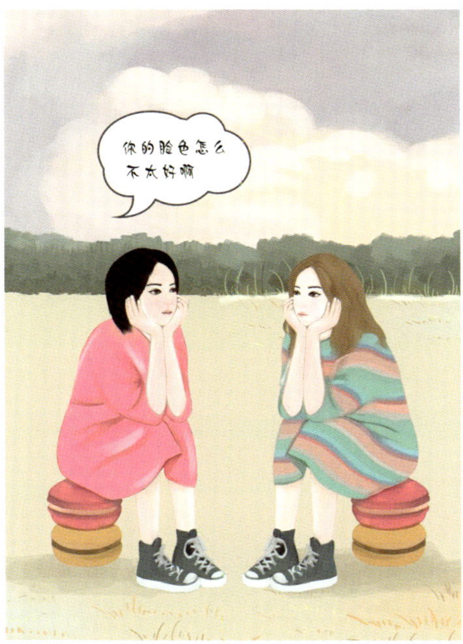

（2）要多吃富含蛋白质的食物，如肉、禽、鱼、蛋、奶等，因为蛋白质可和铁元素合成血红蛋白，如此才能真正地达到预防贫血的作用。

（3）吃足富含维生素 C 的食物，如新鲜的蔬菜、水果，能促进铁的吸收，推荐每天蔬菜 500 克，其中深色占一半以上，水果 200～350 克。

## 7. 怎么吃有利于瘦身？

**解放军总医院第八医学中心营养科主任左小霞：**

（1）合理控制总能量与食量，合理选择食物，合理安排餐次。进食应少量多餐，每天通常 3～5 次，利于缩小胃容量。

（2）烹调方法宜采用蒸、煮、烧、氽、炖等，忌用油煎、炸的方法，煎炸食物含脂肪较多，并刺激食欲，不利于瘦身。

（3）在减少热量摄入的初期，宜采用少量多餐的方法，以减少饥饿感，并减少发生低血糖反应的危险性。

（4）多选择粗粮、蔬菜、含糖量低的水果、豆类等富含膳食纤维的食物，增加饱腹感。

（5）减少聚餐，缓慢进食。改变不良进食行为，如喜吃快餐、经常暴饮暴食、吃宵夜、吃过多零食等。

（6）需要严格限制油、糖，每天烹饪用油 25～30 克，糖小于 25 克。不宜选择黄油、人造黄油、肥肉、奶油蛋糕等含脂肪高的食物，油炸食物如油条、炸糕，加工处理过的肉制品、含酒精饮料等。

## 8. 更年期女性在饮食方面应该注意什么？

**解放军总医院第八医学中心营养科主任左小霞：**

（1）忌食用辛辣、刺激的食物。

（2）易食清凉、养阴生津类蔬果，如梨、橙子、柿子、丝瓜、百合、西红柿、银耳、莲子、藕、荸荠等。

（3）保证优质蛋白质的供应，如肉、禽、鱼、蛋、奶，还有豆制品，富含钙、磷、铁和多种维生素、植物固醇、卵磷脂等。

（4）减少摄入含胆固醇高的动物内脏、鸡皮、鸭皮、肥肉等食物。

（5）多吃扁豆、全谷类、坚果、魔芋、洋葱、绿叶菜等富含膳食纤维、维生素、矿物质的食物，保护心血管，润肠通便。

（6）每周吃 3～5 次鱼虾，坚持喝牛奶、吃坚果、豆制品，强筋壮骨。

（7）多吃富含欧米伽三脂肪酸的食物，如深海鱼、海藻、亚麻籽等，其中亚麻籽中含的木酚素是植物雌激素，对延缓更年期，预防乳腺癌、子宫癌大有裨益。

(8)不宜吸烟、喝酒、饮浓咖啡和浓茶、喝甜饮料。

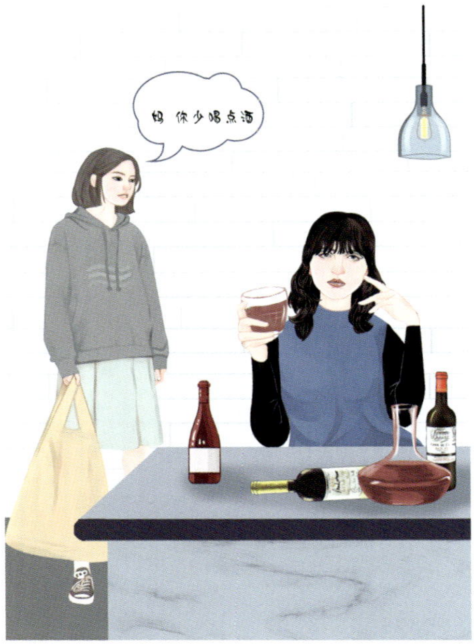


## 9. 老年女性到一定年龄都需要吃钙片吗?

**解放军总医院第八医学中心营养科主任左小霞：**

(1)骨质疏松症是绝经后女性最常见的骨代谢性疾病。骨质疏松最关键的营养物质当然是钙，许多营养素协同钙元素的吸收及许多微量元素的变化都影响着中老年人骨量的变化。

(2)补钙的同时，补微量元素锌和铜比单纯补钙效果好。补充脂溶性维生素如活性维生素 $D_3$、维生素 A 对骨骼有利。适量蛋白质，蛋白质不足是导致营养不良和骨质减少的重要病理学成因。

(3)摄入以下五大类含钙丰富的食物：奶类及其制品、大豆类及其制品、水产类、坚果类、深色蔬果。

(4)不饮浓茶、浓咖啡、碳酸饮料，不吃太咸，易引起钙的流失。

(5)多接受阳光照射，可以增加钙从小肠的吸收。适量的运动可以调节神经内分泌，促进钙的吸收和利用。

(6)如果饮食中钙摄入不足，每天可补钙剂 500～1000 毫克。

### 10. 怎么吃对皮肤好？有吃了可以美白的食物吗？

**解放军总医院第八医学中心营养科主任左小霞：**

（1）水灵皮肤，汤水要保障。水、汤、淡茶。推荐每人每天喝水 1500～1700 毫升，常喝无油鸡汤、菌藻汤，常饮红茶、玫瑰菊花茶等，可以帮你做个水润的女子。

（2）人面桃花，血液要充足。瘦肉、血豆腐、枣、红豆、樱桃。要想红颜照人，充足的铁元素不可少。猪牛羊等红肉、血豆腐、肝、深色蔬果不可少，能帮助女性促进血液循环，面色红润。

（3）无斑光洁，肠道要通畅。山药、黑木耳、粗粮、坚果、蔬果等，常上餐桌。

（4）美白肌肤，营养要跟上。维生素 A、维生素 E、维生素 C，抗氧化的“铁三角”很重要。坚果、豆类、奶类、鱼虾、蔬果等不可少。

（5）朝朝有盐水，晚晚有蜜汤。早上喝淡盐水可以稀释一觉起来很黏稠的血液，且有少许消炎作用，润肠通便；晚上喝蜂蜜水有助于美容养颜，并补充各种矿物质。

## 五、养好内分泌

### 1. 雌激素降低会引起哪些疾病？

**北京协和医院内分泌科主任医师伍学焱：**雌激素是女性体内最主要的性激素，它诱发和维持女性的第二性征如乳房发育，以及在育龄期促进子宫内膜增殖而表现为规律的月经。

不同生命阶段出现的雌激素水平降低，对健康的影响各异。青春发育期雌激素水平低下，表现为无乳房发育、特征性女性优美体态等第二性征缺失，以及缺乏月经来潮经历的原发闭经；若已经有过完整青春发育，且在已有过月经来潮之后再出现雌激素水平降低，则会出现继发闭经。表现为情绪波动，阵发性潮热和出汗，皮肤细胞缺少水份滋润，已经发育良好的乳房和内外生殖器逐渐萎缩，阴道分泌物减少或消失，出现阴道干涩以致性生活时疼痛，进而影响性欲和情绪。

此外，雌激素病理性降低，还增加女性罹患骨质疏松、心血管疾病和老年痴呆症的风险。

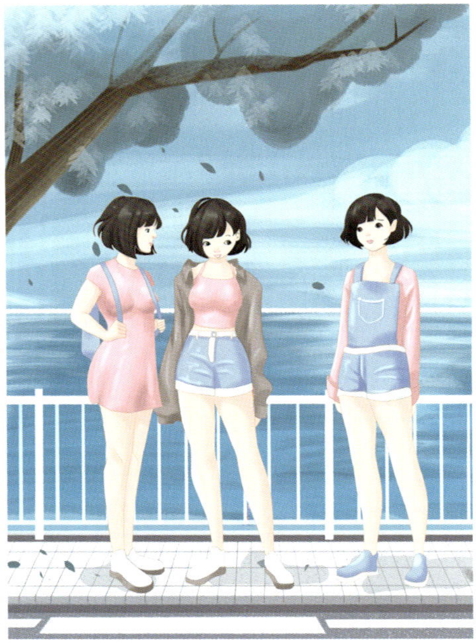

## 2. 内分泌失调起很多痤疮，难以怀孕怎么办？

**北京协和医院内分泌科主任医师伍学焱：**面部长痤疮，与雄激素脱不了干系。事实也是如此，当体内没有雄激素或疾病致全身对雄激素没半点反应时，皮肤就不会起痤疮，但化验结果又常常是雄激素不高。这就与皮脂腺对雄激素作用敏感度增加有关。就像一群朋友喝酒，脸最红的那位却不一定喝的多。

既然痤疮的发生与雄激素有关，那么，对皮肤痤疮治疗的要点就应该着眼于两个方面：其一，减少体内雄激素分泌量；其二，降低皮肤对雄激素作用的敏感程度。

女性雄激素水平增高的原因，除了导致明显男性化的分泌雄激素肿瘤之外，常常是由于多囊卵巢综合征或不典型的先天性肾上腺皮质增生症所致。上述原因，常常是导致女性不孕症的罪魁祸首。

明确病因并开展针对性的精准治疗，是取得良好疗效的关键所在。

## 3. 如何预防过早绝经？

**北京协和医院内分泌科主任医师伍学焱：**生殖历程，男女有别。

青春期后，精子就如山泉般不停涌现，因此，男性具有终身生育能力。然而，成熟女性随月经周期建立，两侧卵巢交替每月排出 1 个(少见 2 个，罕见多个)卵泡。就某位女性来说，其体内卵泡总量为天生定数。女性一生只 400～500 个卵子能“修成正果”。随月经周期，卵巢内卵泡数量规律性递减，50 岁左右排空。当卵子最终耗尽，女性就踏入其生命冬季——绝经期。目前，随着寿命提高，女性绝经期，可长达全生命周期的 1/3 以上。

自身免疫紊乱，营养失衡，肿瘤放、化疗及卵巢手术或外伤等诸多原因，可严重影响卵巢功能，导致卵巢早衰，因此，起居有常、饮食有节、心情快乐、体形适中及定期查体的健康生活方式，无疑是预防卵巢早衰的不二法宝。

## 4. 心理因素对女性内分泌的影响有多大?

**北京协和医院内分泌科主任医师伍学焱**：因为神经-内分泌和免疫系统，是调节我们身体功能平衡的一个精细网络。可以说，心理因素对女性内分泌影响巨大。熙熙攘攘的北京协和医院内分泌门诊，甲状腺功能亢进症(甲亢)患者占有相当大比例。其中，约 80%是女性。由于女性天生心理脆弱，加之当今社会中“男女都一样”的高压，这就使得经典的内分泌疾病——甲亢如影随形般地黏着年轻女性。也常常可看到：经历千辛万苦，好不容易控制了病情的女性甲亢朋友，往往因失恋，或工作中受到批评，病情就会变魔术般地立马加重或复发；考试或新的生活环境，常常触动许多女生规律月经的“暂停键”。紧张，也常常导致心慌、血压升高和出汗，这也是人体内分泌器官——肾上腺的应激反应。这样的例子还有很多。

## 5. 如何通过运动改善内分泌失调?

**北京中医药大学东直门医院副院长龚燕冰**：适量的运动不仅能帮助释放压力，调节情绪，还能够改善睡眠质量，改善内分泌失调。

有氧运动不仅可以提高机体功能，还可以帮助塑身，对于女性来说，是非常推荐的一种运动方式。有氧运动需要保持强度低、有节奏、长时间的运动量，常见的运动包括慢跑、骑自行车、游泳、打太极拳、跳健身操等。最好的锻炼时间为每次不少于 30 分钟，每周 3～5 次，心率保持在每分钟 150 次左右。这种锻炼，氧气能充分燃烧体内的糖分，还可消耗体内脂肪，增强和改善心肺功能，预防骨质疏松，调节心理和精神状态。

当然，也可以利用三餐后的休息时间散步，不需要出汗，还能够帮助消耗食物，降低血糖，解决便秘问题。

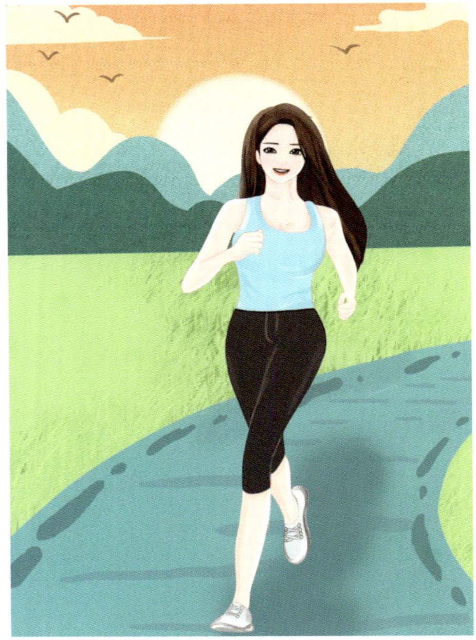

### 6. 女性糖尿病有何症状和特点?

**北京中医药大学东直门医院副院长龚燕冰:**糖尿病并非女性特有的疾病,无论男女都可能会发生,但由于女性特殊的生理结构,除了糖尿病患者普遍可见的“三多一少”症状外,女性患有糖尿病更容易引起泌尿系感染和妇科疾病如阴道炎的发生。对于女性糖尿病的诊疗方案与男性及儿童是一样的,都需要监测血液中的血糖水平,根据血糖调整降糖方案,并且要定期完善相关并发症的检查。

值得注意的是,由于女性存在妊娠期,更要注意妊娠糖尿病的发生。妊娠糖尿病是由于妊娠后母体糖代谢异常而首次发生的糖尿病,通常没有明显的症状,有时空腹血糖正常,容易漏诊,延误治疗,对母亲和胎儿都造成不良影响,因此,妊娠期的女性更要注意血糖的监测,发现异常要及时治疗。

### 7. 患上多囊卵巢综合征是内分泌失调吗? 如何治疗?

**北京中医药大学东直门医院副院长龚燕冰:**内分泌失调并不是普通意义上的一种疾病,而是由于体内激素分泌异常所导致的一系列问题。多囊卵巢综合征就是一种内分泌疾病,存在卵泡不能发育成熟,不能正常排卵的情况。从这个角度讲患上多囊卵巢综合征确实是内分泌失调。

治疗方面，如果患上该病，需要去妇科或内分泌科专科治疗。建议首先应该低糖、低脂饮食、营养均衡，保持心情愉悦，积极运动、锻炼身体，控制体重。同时可以遵医嘱选择口服性激素，注意按疗程用药，规律复查激素情况。当然，也可以寻求中医调理。中医认为本病主要是在于肝脾肾三脏，临床主要分为肾虚、痰湿阻滞、气滞血瘀和肝经湿热等类型。在多囊卵巢的治疗上，中医中药有一定的优势。

## 8. 中年肥胖会引起内分泌疾病吗？

**北京中医药大学东直门医院副院长龚燕冰：**女性如果 BMI 大于 25 就算肥胖。除了影响美观以外，对健康也有很大危害。体内脂肪的过多堆积，会造成胰岛素抵抗，影响身体对糖、脂的代谢，导致糖尿病、高血脂等内分泌代谢疾病，时间长了，甚至会导致心脑血管疾病，危及生命。

而人到中年，由于基础代谢率的下降、饮食结构不健康、活动量下降，加上生活压力的增加，容易导致脂肪聚积。对于女性来说，中年阶段，处于围绝经期，是体内雌激素在急剧下降的时候，更易发胖了。甚至还会因为大量雌激素的流失，增加罹患骨质疏松的危险。

我们想要更好地避免这个问题，在这个阶段就要合理安排饮食结构，适量运动，保持体型，避免发胖。

## 9. 想做外科减重手术需要去看内分泌科吗？

**北京中医药大学东直门医院副院长龚燕冰：**想做外科减重手术前是需要看内分泌科的。目前常见的外科减重手术有缩胃术、胃旁路、胃束带、胃内水球疗法等，是通过减少胃的容量，使患者减少食量来减重。当然还有抽脂等直接减少脂肪细胞的手术。这些手术可以帮助患者改善肥胖，辅助改善高血压、高血脂、糖尿病等。

手术之前，需要去内分泌科就诊，评估是否适合进行手术。对于严重代谢异常的患者，还需要通过药物调理身体，将血糖、血压、血脂等指标调控在可以进行手术的范围，减低手术的风险和术后并发症的发生概率。同时手术前后专业的饮食和运动指导，严重代谢异常患者术后的后续治疗等，也都需要内分泌科医生来协助。

## 10. 可以通过中医或食疗调节内分泌吗？

**北京中医药大学东直门医院副院长龚燕冰：**可以。严格意义上来说，中医并没有内分泌这个概念。当内分泌失调患者寻求中医治疗时，中医医生会通过望闻问切，结合病人的症状和诉求，整体调节。

中医对调整内分泌失调有独到疗效。中医认为，内分泌失调与气血、痰湿、瘀滞等因素密切相关，在治疗的时候一般通过调理气血、祛痰除湿、化瘀散结行滞、补益冲任的药物和外治法来调理女性各脏器功能。同时，中医理论还认为，情志的失调也会对内分泌造成很大影响，比如怒伤肝，忧思伤脾，恐伤肾。这些脏器功能的失调就会影响到内分泌水平，因此，内分泌失调的患者要保持心情舒畅，才能加快身体康复速度。

中药中有部分药食同源的药材，用合适的药材做成食物，也对内分泌调节有一定的益处。

## 六、护好女人骨

### 1. 更年期女性如何避免膝关节疼痛？

**北京大学人民医院创伤骨科主任医师徐海林：**更年期女性雌激素分泌逐渐减少，骨质逐渐丢失，容易引发膝关节疼痛，主要从以下几个方面进行预防：

（1）科学晒太阳以促进钙吸收，不要隔着玻璃晒，在中午前后晒，每天半小时就可以。

（2）补钙，可以通过骨密度检查了解自己是否有骨质疏松，并通过含钙丰富的食物和（或）药物补充钙质。

（3）可以服用氨基葡萄糖等药物来补充软骨素，保护关节软骨。

（4）注意膝部保暖，避免长期处于湿冷环境，尽量不穿露出膝关节的裙子，冬季可以穿带有红外线加热的护膝。

（5）减少上下楼梯等对膝关节的磨损，能乘电梯尽量用电梯，住房建议住1～2层或电梯房。

（6）适度运动，可以采用散步和蹬车等对膝关节伤害少的运动方式，避免剧烈和长时间的运动。

### 2. 患了类风湿关节炎经常手腕关节痛，有没有可能治愈？哪一种治疗方法比较好？

**北京大学人民医院创伤骨科主任医师徐海林：**类风湿关节炎俗称不死的癌症，完全治愈的可能性不大，但是通过科学的治疗，可以长期稳定地缓解关节疼痛和畸形等症状，让疾病不加重和发展。

治疗方式没有哪一种能适合所有病情，得去风湿免疫科做详细的血液免疫检查及其他检查，看看属于哪种类型，哪个阶段，然后再确定用何种最适宜的治疗手段，定期复查，看看是否要调整治疗方案。治疗方式包括外用药，如膏药或者乳剂；口服非甾体类药物，控制急性炎症和减轻急慢性疼痛；免疫制剂；中草药；外科治疗，包括切除滑膜、松解神经或者矫正畸形。

类风湿关节炎的治疗是一个多学科的阶梯治疗体系，从保守治疗到手术治疗，应当及时就医，听从医生的指导。

### 3. 产后一直腰部疼痛，不敢坐和躺，站得时间长了也不行，怎么办？

**北京大学人民医院创伤骨科主任医师徐海林：**孕妇怀孕期间，随着胎儿月龄的增大，孕妇的腹部前倾，腰部受力增加，肌肉过度疲劳，容易引发疼痛。这个时候需要区分腰痛的来源是脊柱还是腰部的肌肉疼痛。

如果是腰部肌肉的劳损，注意休息，可以贴一些镇痛的膏药，予以热敷，必要时可服用一些非甾体类药物缓解疼痛。在生活中，减少腰部负重，例如，捡东西时不要弯腰而是蹲下去；戴护腰维持腰部稳定，分担腰部肌肉负重。疼痛缓解时，增强腰大肌等核心肌群的锻炼，比如五点支撑和平板支撑。

如果疼痛来源于脊柱，需要听从专业医师的指导，根据不同的病因进行相应的干预。

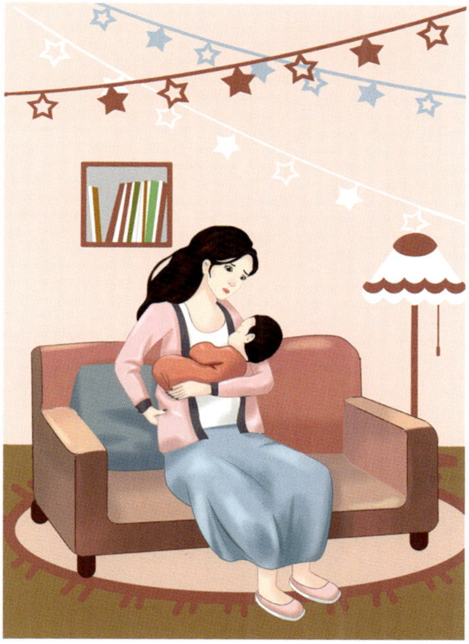

## 4. 得了腕管综合征，腕部疼痛怎么办？

**北京大学人民医院创伤骨科主任医师徐海林：**腕管综合征的疼痛是因为腕管内部压力增高，压迫正中神经所导致的。当出现腕管综合征后，首先是患肢手腕部需要休息，避免疲劳。同时，口服神经营养药物和外用非甾体类抗炎药的贴剂或乳胶剂至少2周。必要时可以在B超监视下局部封闭，注射激素，减轻水肿，缓解神经受压和变性，达到缓解疼痛的目的。采用以上方法治疗后，如疼痛无明显缓解，并伴有手指麻木感、肌力下降等症状时，说明神经受损严重，此时需要进行手术对腕管进行松解，解除神经压迫。

## 5. 产后脚后跟疼痛是怎么回事？

**北京大学人民医院创伤骨科主任医师徐海林：**产妇在产后活动时出现脚跟部的疼痛，这可能主要是由于以下三个原因：

(1)怀孕期间孕妇体内高分泌的松弛素会使韧带松弛，效率降低，导致产后活动时，足后跟周围稳定结构容易疲劳，产生疼痛。

(2)脂肪垫炎：孕妇活动减少，足跟的脂肪垫会出现退化现象，一旦下地行走，退化的脂肪垫由于受不了体重的压力和行走时的震动，会出现脂肪垫水肿、充血等炎症现象，从而引发疼痛。

(3)跖筋膜炎：孕妇的体重增加，怀孕期间和产后活动时足底的跖筋膜受压增大，诱发跖筋膜炎。

## 6. 盆骨前倾可以后天矫正吗？健身是否可以改善？是否需要就医？

**北京大学人民医院创伤骨科主任医师徐海林：**骨盆前倾又叫做下交叉综合征，是康复领域内的一种疾病概念，是因为由于长期姿势不正确或过度劳损导致的骨盆附近软组织失衡导致的，又由于该部位位于身体靠下的位置，所以，被定义为下交叉综合征。这种失衡是可以通过后天矫正的。通过健身改善软组织平衡可以改善骨盆前倾，例如：牵拉髂腰肌、放松背部肌肉、增强核心肌群的锻炼和臀大肌及大腿后肌群的力量训练。

骨盆长时间前倾，不但影响美观，严重的话更会加重下背部及颈部的负担，造成下背疼痛与肩颈酸痛等问题，所以，出现症状后，需要前往康复科或者骨科就诊。

## 7. 总是弯腰驼背，如何练出线条优美的线条？

**北京大学人民医院创伤骨科主任医师徐海林：**弯腰驼背首先是核心肌群与背部肌群力量不足导致的，其次圆形肩和“富贵肩”是因为姿势不良、上肢带和肩部肌肉失衡导致的。

首先是生活中保持正确的抬头挺胸姿势，其次要坚持做有氧运动，增强身体素质和改善肌肉线条。然后是增加核心肌群的锻炼，这是肌肉力量训练和改善软组织平衡的首要方式，如平板支撑、卷腹、卷腹抬腿。最后是可以做一些增强背部肌肉的锻炼，如各种角度的拉背、抬手开合、外展转体、背部伸展等。在锻炼时应根据自己的身体状况和条件，选择合适的锻炼方式和强度。

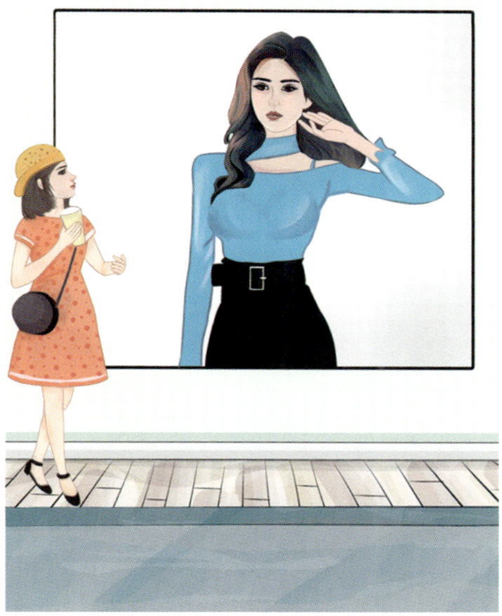

## 8. 女性什么年龄段容易骨质疏松？如何预防？

**北京大学人民医院创伤骨科主任医师徐海林：**绝经以后的女性容易骨质疏松。绝经以后，女性的卵巢功能衰竭，雌激素水平降低。雌激素能够抑制骨吸收，提升骨骼的力学敏感性，保护我们的骨骼，所以，当雌激素水平降低以后，骨量丢失增加，容易演变为骨质疏松。

为了预防由雌激素减少导致的骨质疏松，可以口服补充钙剂和维生素 D，避免过量饮酒和喝咖啡，养成规律负重运动的好习惯，增加在阳光下活动的时间。由于雌激素还涉及体内其他组织的代谢、分泌情况，不建议自行服用雌激素预防绝经后的骨质疏松。

### 9. 哪些健身运动可以保持骨骼年轻？

**北京大学人民医院创伤骨科主任医师徐海林：**健身可以保持、提升骨骼的力学敏感性，减少骨量丢失；另一方面，健身能够维持健康的 BMI 指数（身高体重指数），使骨骼的负重在一个健康的范围内，减少不必要的骨量丢失。

主要是进行一些需要下地负重的运动，如坚持每天走路、跑步一段时间等，并且开始得越早越好。日本的研究发现，年轻时做负重运动的好处可能持续至少 40 年。英国的研究显示，在初中和高中经常参加负重运动，如跑跳、网球、排球的女性，在成人后，比起很少运动或是参与非负重运动的女性，骨质强度明显更好。

### 10. 中年女人骨骼身型为啥不好看？

**北京大学人民医院创伤骨科主任医师徐海林：**生理条件下，中年人的骨骼形态基本和青年时保持一致，之所以部分人认为中年女人的骨骼身型不好看是因为脂肪、体态的变化，造成这种变化的因素主要有以下几种：

（1）男人和女人步入中年后，代谢平衡会发生变化，脂肪容易堆积。

（2）步入中年以后，皮肤逐渐松弛，胸型、体型会发生变化。

（3）女性生孩子以后，骨盆会被撑开，如果没有进行适宜的产后功能锻炼，会导致身型变化。

（4）中年人的生活压力大，精神紧张、工作繁忙，脂肪容易堆积，形成圆肩驼背和梨型身材。

## 七、远离心脑病

### 1. 心脏早搏是什么引起的？怎么快速治疗？如何养护？

**北京安贞医院心内科主任医师刘梅颜：**心脏早搏也叫期前收缩，窦房结是心脏传导系统中的“总司令”，正常情况下是兴奋传导的起搏点，但一旦心脏的其他位置脱离窦房结的控制，成为新的起搏点，从而使心脏发生提前收缩，即为期前收缩。心脏早搏可由多种病理生理以及外界因素所致，一般而言，心脏神经官能症与器质性心脏病患者更易发生，但正常人出现早搏也很常见，某些诱发因素如运动、焦虑等引起体内肾上腺素水平升高，冠心病、先天性心脏病或心力衰竭等心脏疾病，服用药物、过量饮酒或吸食毒品会使心室细胞的电生理发生改变，引起室性早搏。

治疗：对于没有器质性疾病的早搏，大多数无须特殊治疗，平时加以注意观察即可，如果情绪过度紧张，甚至轻微的运动就可能诱发，可进行药物治疗；如果发作频繁，症状典型，或者伴有器质性的心脏病，应及时消除诱因和处理病因；在早搏治疗的时候，除了针对病因的治疗，同时，也可以使用抗心律失常的药物；对于频发性室性早搏伴左室功能障碍以及药物治疗效果差的患者，可以选用射频消融术。

养护：因早搏在健康人中也会出现，若出现早搏，不必过度恐慌，平时多注意情绪变化，注意放松心情。应注意自己的饮食，限制钠盐的摄入，控制血压；增加膳食纤维，减少脂肪摄入；预防心血管疾病；少饮浓茶、咖啡，戒烟、戒酒、加强锻炼；规律作息，不熬夜，以便减少功能性早搏的发生。

## 2. 怎样从年轻时就护好心脏?

**北京安贞医院心内科主任医师刘梅颜：**心脏是维持人体血液循环的重要器官，对于维持身体健康状态具有很重要的作用，心脏的养护不仅仅是老年人的事，更应该从年轻时做起，需要做到如下两个方面：

(1)尽可能地避免和降低对心脏有害的危险因素，饮食上注意低盐低脂饮食，长期高胆固醇饮食可导致心血管动脉粥样硬化的形成，摄入盐分过高可引起水钠潴留，增加心脏负担，导致心脏疾病。尽量减少熬夜，研究表明熬夜是心血管疾病的重要风险因素。减轻心理压力，必要时进行心理干预，维护双心健康。

(2)增强心脏自身的功能，提高心肌耐受力，平常可以进行适当的运动，如慢跑、瑜伽、太极拳等。

## 3. 经常感到脑后部与颈部连接处疼痛是什么问题?

**北京安贞医院心内科主任医师刘梅颜：**脑后部与颈部连接处(枕部)疼痛是由椎基底动脉供血不足及枕大神经受到压迫引起的，在高血压患者中较为常见，疼痛为中度搏动性头痛，清醒时加重。

如果高血压动脉硬化患者出现严重枕部疼痛伴呕吐，可能为脑出血的前兆。如果枕部疼痛持续时间长，逐渐加重，且放射到前额，应密切注意，可能是颅脑肿瘤引起的。此外，枕部疼痛亦可见与颈椎病、颅底凹陷症、原发性恶性脊椎肿瘤等。如果经常感到颈部于脑后部连接处疼痛，应积极就医处理。

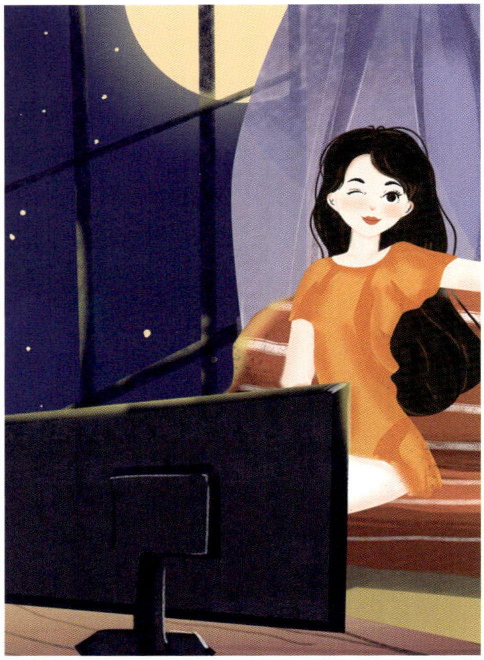

## 4. 工作太久后感觉心慌怎么办?

**北京安贞医院心内科主任医师刘梅颜:**心慌就是我们通常所说的心悸，是人们主观感觉上对心脏跳动的一种不适感，心跳一旦失去固有的节律，就会出现所谓的“心慌”表现，可能是正常生理反应，也可能是一种病理状态。

健康人在剧烈运动、精神高度紧张或高度兴奋之后出现心慌的症状，属于正常情况，而在某些病理情况下，如心率过快、过慢及有过早搏动时，或心脏神经官能症或过度焦虑时，患者会出现心慌等症状。工作时间过长，过于劳累，心脏负担过大，出现心慌的话，一般休息10～30分钟可自行缓解，但如果长时间不能缓解的话，考虑心脏可能有器质性问题，应到医院进行心脏彩超等相关检查。

## 5. 哪些行为最伤心脑血管?

**北京安贞医院心内科主任医师刘梅颜:**吸烟女性；有心脏病家族史的女性；缺乏运动的女性；肥胖女性；绝经后未进行激素替代治疗的女性；社会家庭压力大的女性，如遭遇失业、婚姻不幸等的女性。

**哪些行为最伤心血管？**

（1）高盐、高脂饮食：长期高脂饮食可导致血管动脉粥样硬化形成，高盐饮食会造成水钠潴留，增加心脏负担。

（2）吸烟：研究表明，每天吸烟 20 支以上，患冠心病的风险将会增加 2～3 倍，并且熬夜时吸烟，更会使血液黏稠度比正常时升高 8 倍以上。

（3）坏心情：研究表明，精神压力可引起血管内膜收缩，加速血管老化。

（4）熬夜：熬夜会打乱人体生物钟，研究发现长期熬夜的人，患心脏病的风险会比正常人大大增高。

（5）缺乏运动：适量运动可提高心肌耐受力，增强心脏功能。

## 6. 更年期服用激素可以改善血管健康吗？

**北京医院心内科主任医师汪芳：**人们常说女性的情感是细线条的，任何风吹草动都能激起心中的涟漪，然而女性的伟大也在于此，她们往往为了家庭而牺牲自己。

相对于年轻女性，更年期后的女性身体慢慢走向衰老，各种小毛病频发。可能是因为过于忌惮更年期的自己，有些女性想通过额外补给激素来缓解。我接诊过一些过早服用雌激素和相关保健品的女性，结果导致月经紊乱，甚至引发子宫和乳腺等疾病。事实证明这么做并不科学。

关爱女性心血管健康应从细节入手，要积极改善生活习惯，加强运动，缓解心理压力，按时体检，发现有基础疾病时要抓紧时间治疗。

## 7. 吃减肥药对心脏有影响吗？女性如何选择科学的减肥方法？

**北京医院心内科主任医师汪芳：**减肥可以说已经成为当代女性朋友的“心病”了，特别是年轻女性，无论多么纤瘦，似乎总是不满足。我一直倡导通过运动来减肥，但是好多女性朋友依然热衷于节食和吃减肥药。通过节食减肥不仅容易反弹，还会扰乱人体正常的新陈代谢，如营养不良和电解质紊乱等，特别是后者严重时还会引发心脏症状。

至于减肥药，如过去比较常用的“芬弗拉明”，该药可以抑制食欲，但是长期或过量服用可能引起肺动脉高压，导致心脏瓣膜狭窄等疾病。目前临床上禁止用此药减肥，但是个别不法分子依然通过各种渠道兜售，应该引起大家的充分注意。

## 8. 四五十岁的女性出现血脂黏稠怎么办？

**北京医院心内科主任医师汪芳：**四五十岁的女性，常常面临着绝经前后的考验，在这一时期，女性雌激素减少，而血脂异常又与女性体内雌激素的分泌减少密切相关。雌激素的下降使得女性更容易“血脂升高”，也就是老百姓俗话说的“血液（脂）黏稠”。当出现这种情况，首先是要积极改善生活方式，去除不良的生活方式，低脂饮食，适度运动，一说生活方式改善，不少人选择不吃肉。其实70%以上的胆固醇正是由人体自身合成的，而非外来摄入，因此，仅靠“封住嘴”还不够。饮食要注意是没错，更关键在于适度。

更年期女性患者如检查出血脂异常，就需要积极进行干预。除了改善生活方式之外，也要尊医嘱积极应用调脂药，而且一旦吃上药就不能随意停药。《中国女性心血管疾病预防专家共识》（2017年）建议通过改善生活方式达到理想血脂水平：LDL-C＜2.6毫摩尔/升，TC＜5.2毫摩尔/升，三酰甘油（TG）＜1.7毫摩尔/升。

## 9. 手指总是不自主地出现不灵活、僵硬的情况，会不会是血管堵了？

**北京医院心内科主任医师汪芳：**影响手指活动的因素很多，有骨骼、肌肉、神经及血供因素，假如肢体局部血管完全堵了会发静息痛，就是不活动也很痛，而且肢体变苍白，部分堵塞会发生活动时疼痛；不会有不灵活的问题，如果脑血管堵塞，往往会有整个肢体的活动受限，还可能伴有同侧的下肢和口眼歪斜表现。僵硬和不灵活更常见的是神经损伤或者免疫性疾病导致骨关节损害。

## 10. 经常左边头痛是怎么回事？偏头痛更易患心脑血管疾病吗？

**北京医院心内科主任医师汪芳：**头痛原因很多，常见的有：①神经精神因素，当身心受到外界环境的不良刺激时，往往会产生忧虑、焦虑等情绪，从而导致偏头痛的发作。②疾病因素，能引起颅内外炎症、损伤的各种原因，因肿物压迫等原因导致，直接刺激支配头面部的感觉神经等，或是患有高血压、脑血管病。③睡眠因素，这是比较常见的偏头痛的原因，由于睡眠严重不足而引发了头痛，另外紧张的工作也会引起相似症状。

偏头痛是一种常见的慢性神经血管性疾患，其发病原因是由于血管或组织等对神经造成压迫，并在一定条件下释放致痛递质，刺激神经，引发偏头痛发作。目前没有研究证实偏头痛和心血管疾病的发生有相关性。

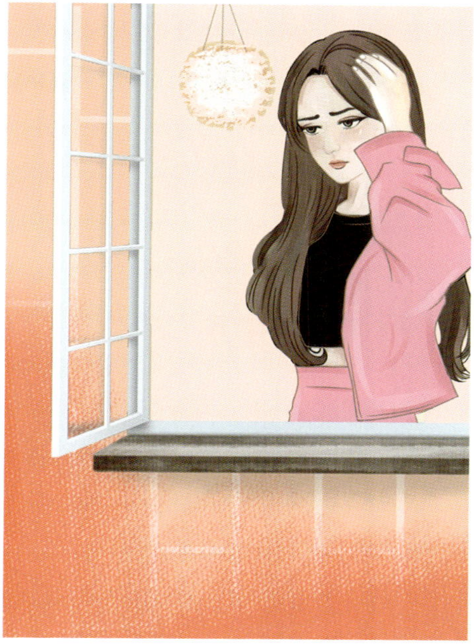

## 八、打好肠胃战

### 1. 每次吃完饭感觉很饱胀,上午吃了饭下午也不怎么饿,该怎么办?

**北京朝阳医院消化内科主任郝建宇:**进食后即出现饱胀感,到了饭点也没有饥饿感,一般是由于胃肠动力较弱所导致的,属于功能性胃肠病的一种。功能性胃肠病是一类生理、精神心理和社会因素相互作用而产生的消化系统疾病,在当代职业女性中并不少见。建议每餐适当减少食物摄入,不要吃得过饱,七八分饱为宜,少食多餐。在平时的生活工作中适当增加体育运动,同时保持愉悦的心情。若改变生活习惯后仍无明显好转,可在咨询医师后服用莫沙必利、多潘立酮等改善胃肠动力的药物,必要时可进行胃镜检查以除外其他消化系统疾病。

### 2. 因为工作原因经常不按时吃饭,消化不良,打嗝胀气,长期这样会发生什么样的后果?

**北京朝阳医院消化内科主任郝建宇:**肠胃的机械运动和消化活动在一天中是有一定规律的,消化酶的分泌随着时间而变化。经常不按时吃饭,消化酶就会失去其规律,从而不利于肠胃的吸收和消化。当肠胃的运动和消化酶的分泌出现紊乱，腹胀嗳气等消化不良的症状也就随之出现了。长期进食不规律，会加重肠胃负担，增加慢性胃炎、胃溃疡等胃肠疾病的风险。不仅如此，进食不规律对代谢功能也有影响，除了会导致肥胖等情况的发生，对于有高血压、糖尿病等基础疾病的人来说，还会导致血糖、血压波动，从而增加相关并发症发生的风险。

### 3. 肚子总是觉得凉怎么办？

**北京朝阳医院消化内科主任郝建宇：**一些女性对于温度比较敏感，时常会有腹部寒凉的感觉。对于这类肠胃相对较敏感的女性来说，平时需要注意尽量不要吃生冷寒凉的食物，多饮用温开水，同时偏硬的食物和辛辣刺激的食物也要少吃，尽可能地减少对肠胃的刺激作用。同时也要注意规律作息，避免熬夜，保证充足的睡眠。除此之外，在气温骤降、天气转凉的时候，要注意做好腹部的保暖，也可以对腹部进行局部的热敷，从而预防腹部寒凉的发生。对于全身均有寒凉症状的女性，也可以咨询专业的中医医师，必要时可行熏艾灸等治疗以调理体质。

### 4. 经常胃酸怎么治？

**北京朝阳医院消化内科主任郝建宇：**反酸、胃灼热是消化道疾病最常见的症状之一，多见于胃食管反流病及功能性胃肠病，均与精神、心理和社会因素相关。治疗包括饮食和生活方式调整、药物治疗、内镜下或手术治疗。首先要改

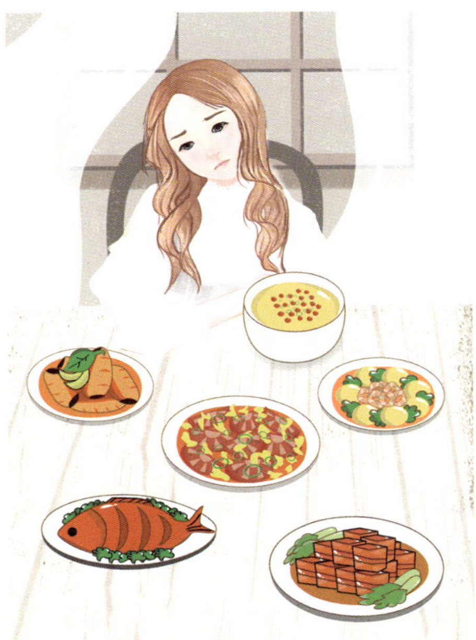

善饮食及生活习惯，少喝咖啡、浓茶，少吃巧克力等甜食，进食后不要马上躺下，睡前 2～3 小时避免进食，床头可稍抬高。规律作息，不要熬夜，缓解精神压力，保持良好的情绪。除此之外，可遵医嘱服用质子泵抑制剂类药物，如奥美拉唑、雷贝拉唑等。需要注意的是此类药物可能导致消化功能减弱，需遵循医师的指导。如有必要，可定期行胃镜检查，以明确有无胃酸反流损伤食管从而引起食管相关疾病的情况。必要时，还可进行消化内镜下的治疗。

## 5. 甲状腺功能减退须长期吃优甲乐吗？会引起骨质疏松吗？

**北京朝阳医院消化内科主任郝建宇：**若确诊甲状腺功能减退症，一般需要终身使用甲状腺制剂替代治疗，也就是终身服用优甲乐（左甲状腺素钠片）。同时，也需要定期进行相关实验室检查，根据甲状腺相关激素的浓度水平变化，在内分泌专科大夫的指导下调整用药剂量。如用量适当，一般无任何不良反应。若自行调药导致使用过量，则可能引起心动过速、心悸、心绞痛、心律失常、头痛、神经质、兴奋、不安、失眠、骨骼肌痉挛、肌无力、震颤、出汗、潮红、怕热、发热、腹泻、呕吐、体重减轻等类似甲状腺功能亢进的症状。

## 6. 甲状腺功能亢进症反复无法治愈咋回事？

**北京中医医院脾胃病科副主任医师李博：**甲状腺功能亢进症属于内分泌甲状腺激素分泌过多导致的功能亢进疾病，病因主要是甲状腺激素过多，这个原因有很多，当前人类并不是十分清晰。最大原因的是 Graves 疾病导致特异性抗体——TRAb（促甲状腺激素受体抗体）产生甲状腺细胞增生，甲状腺激素分泌多导致。进一步的原因，目前尚没有得到印证，所以，这是一个复发性的疾病，与碘摄入及生活不良习惯，还有情绪相关，也可能与人本身的体质有关，所以，有部分患者病情会反复出现。只有调节情绪、定期评估和按时服药，才能更好地和疾病相处，甚至治愈疾病。

## 7. 胃溃疡怎么治疗？

**北京中医医院脾胃病科副主任医师李博：**胃溃疡是指胃黏膜在某种情况下被胃中的消化液消化而造成的溃疡，属于消化性溃疡中的一种。除胃以外，十二指肠、食管也可发生溃疡，但胃溃疡和十二指肠溃疡最常见。

经过胃镜诊断，如果已经溃疡，可以考虑严重程度，服用西药质子泵抑制药治疗，或者用中药黄芪建中汤等辨证论治。预防发生最重要。

按时吃饭，情绪平缓，是预防胃溃疡的重中之重。

(1)规律饮食,注意一日三餐。什么也比不上规律吃饭重要。由于身体的节律性,到了饭点儿,胃酸自然分泌增多,没吃饭的话,胃酸无处可去,只好消化自己。当然,人体没有那么脆弱,不是有一天吃饭不规律就会形成溃疡,但长期吃饭不规律,久而久之难免会形成。所以,正经吃饭,是预防胃溃疡的重中之重。对于已经有胃溃疡的患者,要少吃多餐,让胃酸总能有的放矢。

(2)别随便吃东西,注意卫生,以免感染幽门螺杆菌。

(3)不随意服用非甾体抗炎药,或在医生指导下正确服用。

## 8. 胃息肉是怎么回事?需要治疗吗?

**北京中医医院脾胃病科副主任医师李博:**胃息肉是指突出胃黏膜表面的良性隆起性病变。大部分都没有症状,在胃镜检查的时候可以发现。

胃息肉和幽门螺杆菌感染及胆汁反流,与过度使用胃药、质子泵抑制药相关,所以,先要找到病因。

胃息肉一般多为良性,不需特别治疗。如果增生息肉为非肿瘤性息肉,因为一般不会发生恶性病变,经内科对症处理缓解症状就好。腺瘤性息肉有一定的癌变可能,可以定期随诊,如果增加,可以考虑内镜下切除等治疗。切除之后也需要注意规律平衡饮食,不可着急生气,以及增加运动和定期复查。

## 9. 胃太娇弱,一吃凉的就难受怎么办?

**北京中医医院脾胃病科副主任医师李博:**这是中医认为的脾胃虚寒,或者脾阳虚,以及六经辨证的太阴病。

从西医方面说,可能有慢性胃炎、消化性溃疡,最多的是消化不良或者只是一种状态。如果发作不是很多,可以考虑通过饮食调整和增加运动来用治疗。胃和人一样,如果太娇弱,最常见的原因是缺乏锻炼,因此,进行适量的锻炼很重要,从常温开始锻炼,才能彻底恢复正常。

如果还不好,可以在明确诊断的基础上,进行中医药治疗,包括理中丸、香砂养胃丸、建中汤,以及中脘穴艾灸等手段进行治疗。在饮食上可以用生姜和葱炒菜,进食牛肉、羊肉等热性食物进行阴阳平衡的调整。

## 10. 为什么有些人怎么吃都不胖?

**北京中医医院脾胃病科副主任医师李博:**首先要排除是不是由甲状腺功能亢进症或者糖尿病等代谢性疾病造成的。通过静脉采血检查血糖及甲状腺激素功能就可以确诊。如果不是疾病的原因,则主要是脾胃的吸收和代谢的问题。

脾胃吸收消化系统对营养物质的摄入能力，有人吃了饭就拉肚子，直肠子，而有的人是喝凉水都长肉，这是每个人的体质，只要处于正常的界限即可。当然，对于美丽女性，使劲儿吃也不胖，是拉仇恨的节奏，但这个体质天生具有，确实再怎么嫉妒也没有用。

脾胃吸收决定着人体重要的新陈代谢，如果代谢过快，也会出现怎么吃都不胖的情况。代谢过快一个是自身激素的分泌，也就是体质的原因，第二就是消耗大，而消耗大的原因，就是运动出汗多。很明显为啥远古的人及解放前很少有胖子，就是摄入少，但消耗大，而当下更多的是现代科技的发展，人们越来越懒，就出现了很多代谢不足的情况。

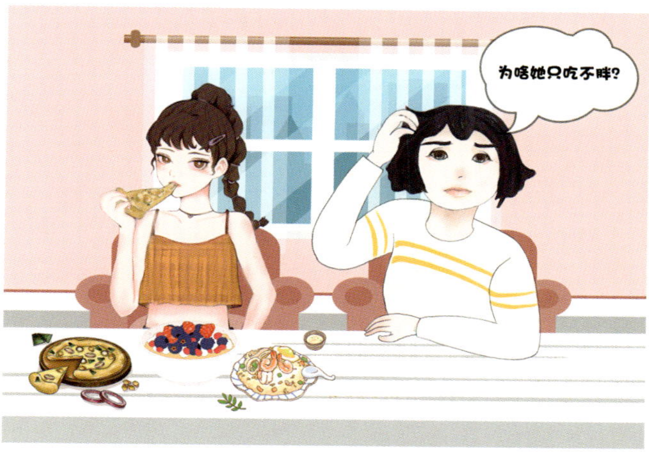


## 九、帮你解心忧

### 1. 社交恐惧，不爱和他人交往怎么办？

**解放军总医院第三医学中心急诊科心理医师史宇：**首先，需要搞清楚社交恐惧可不是“不爱与他人交往”，而是“不能”。社交恐惧症是恐惧症的一种亚型，恐惧症原称恐怖性神经症，是神经症的一种。非常有可能患有社交恐惧症的人也想与人正常交往，自己也清楚这种恐惧不合理或者过分，但是很难控制。

其次，如果是社交恐惧症需要由专业的心理医生及精神科医生诊断治疗，必要时会采用药物治疗，配合心理干预。如果只是不擅长社交导致的社交回避，那么哪里有问题解决哪里就可以了。主动学习沟通技巧，包括恰当的身体语言、外表整洁、言之有物，这些都会帮助自己更容易被他人接纳。

最后，也需要给自己多创造社交环境，用进废退的道理在社交这件事上也是一样的道理。虽然网络交流很便利，节约时间成本，但是人毕竟是群居动物，必要时约见面也会有别样乐趣。

## 2. 更年期总忍不住对老公孩子发火怎么办？

**解放军总医院第三医学中心急诊科心理医师史宇：**有人说发脾气是本能，控制脾气是本事。处于更年期的女性确实容易感到烦躁，躯体不适也会引起情绪波动。可是，想一下自己发脾气的后果，有一些是能够修复的，但也有一些是修复不了的。为什么严查酒驾以后，酒驾问题较此前明显减少了呢？我们是否能够改变原有行为，要看惩罚是否严重，后果是否难以承受，但是，对关系的破坏是很难立即看到后果的，惩罚也很难量化，所以，更需要理性来思考这件事。婚姻关系和亲子关系一旦遭到破坏，即便到时你愿意做任何事情来弥补挽回，你肯做，但对方就不一定肯接受，所以，发脾气的时候确实需要想一想后果。

也有人发脾气是想要解决问题。问题带来情绪，但是情绪却解决不了问题。如果你的初衷是好的，但是非但没有解决问题，反而会遇到更糟糕的结果，那还不如不做。拿破仑说，能控制好自己情绪的人，比能拿下一座城池的将军更伟大。

处于更年期阶段的女性，无论心理还是生理都承受了很大压力，会比其他时期更脆弱，所以，学会示弱也是一种好方法。

## 3. 总觉得别人不安好心，对我持怀疑态度这是什么病？

**解放军总医院第三医学中心急诊科心理医师史宇：**中国有句老话"害人之心不可有，防人之心不可无"。所以，对外界保持警惕是自我保护的一种有效方法。特别是自己被伤害过，就会对其他人和事物保持更高级别的戒备心，因为谁都不愿意自己再次受伤，毕竟不愉快的记忆想起来还会隐隐作痛。

除此以外，就算自己没有受过伤害，仅仅是听到或看到别人的经历或遭遇，我们也会提高警惕。心理学有一个词叫做"替代学习"，也叫观察学习，说的就是这种情况。换句话说，听到自己的朋友的遭遇，或者在电视上看到的新闻事件，这些也可以让我们保持警觉，以防自己被骗、被伤害。

凡事总有个度，过犹不及。虽然总保持怀疑能减少自己受伤，但是，也会消耗大量精力体力，也会损失一部分人际关系，所以，有一些人在这其中找到适合自己的解决办法，例如有人一旦跟自己提到借钱这件事，就会立刻提高警惕，确实有一些网络诈骗无论用什么新手法，最后还是会绕回到钱这件事。这种方法就像是检索关键词一样，不用每每都去验证，可以大大降低消耗。

可以根据自己的经验总结出更适合自己的办法，必要时可以求助专业人士，毕竟有些时候自己看自己的问题很容易不够客观。

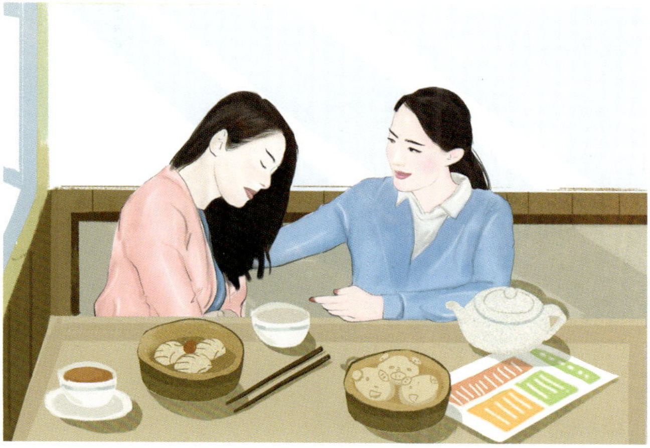

### 4. 每天感觉很焦虑，一刻不工作就觉得心慌是怎么回事？

**解放军总医院第三医学中心急诊科心理医师史宇：**不工作就心慌，看起来解决方法并不难，去上班不就解决了吗？但比这更糟糕的是一上班就抑郁，不上班就心慌。上班效率也不高，下了班也没休息好，变成了一个恶性循环。

情绪从来都不是独立存在的，而是在提醒我们需要采取行动。就好像躯体疼痛，不能光是镇痛，而是需要找到疼痛的原因，才能避免出现更严重的躯体疾病，所以，你需要知道不上班就心慌的根本原因是什么。

如果担心自己在职场缺少竞争力，努力提高自己的业务水平，提高自己的价值和不可替代性。如果你担心别人都在进步你不进则退，那你也利用起业余时间或者碎片时间，统筹规划一下看看能做些什么。另外，提升自己的工作效率也是让自己更有竞争力的方法。

都说家中有粮心里不慌，我们自己工作能力较强，也同样不会心慌，因为即便不在这家公司继续工作下去，也会有很多公司需要我们，所以，不上班就心慌，非常有可能是你已经察觉自己的能力不能和职位相匹配才会紧张担忧的。

### 5. 婆媳关系如何处？不想和婆婆建立亲密关系，心里不喜欢怎么办？

**解放军总医院第三医学中心急诊科心理医师史宇：**选择婚姻伴侣是复杂且重要的事，即便选择让你“头大”还是有必要认真仔细去选，毕竟关乎后半生的幸福生活。

其重要性自然不必多说，之所以说选择伴侣复杂，是因为这是一个综合评价权衡利弊的过程。因为你不可能只因为喜欢这个人的外貌就嫁给他，也要看他的性格是否能跟你相处得来，还要看他是否是一个靠谱的人，将来能否承担起家庭的责任也十分关键。一个人也不会十全十美，总会有各自的缺点，正如我们自己也不是完美的女人一样，所以，选择一位男士，你需要做综合性的比较分析。不可能说我只要他的优点，缺点不要，把一个人一分为二。

同样道理，选择一个人也相当于选择了对方的一个家庭，因为你不可能只嫁给对方，然后和他的家人互相从不往来。结婚是把两个没有血缘关系的家庭组合成一个大家庭，婚后他的父母就变成了你的父母，同时你的父母也成为他的父母。

不想和婆婆接触，男士夹在中间变得非常尴尬，也会很难做，一边是生养自己的母亲，一边是和自己共同生活养育儿女的妻子，你让他怎样选择？如果真有一位男士说爱你爱到要抛弃父母，你敢嫁给他吗？你敢保证日后不会为其他事抛弃你和孩子吗？所以，我们尽量和婆婆和平相处，才更有利于夫妻关系，否则长期存在较严重的婆媳关系矛盾，日子久了一定会影响婚姻关系。如果婆婆好沟通，我们可以努力一下，尝试改善你们之间的关系；实在不好沟通，也努力过了，实在不想为难自己就不必深交，保持表面友好争取不红脸也是可以的。

大部分老人都希望子女婚姻幸福，所以，即便是看儿子面子也是希望能和儿媳相处好的，类似电视剧里的恶婆婆现实生活中并不多见，顶多是老人和年轻人的观念不一致，生活方式存在一些差异，都不是不可调和的矛盾，所以，作为晚辈要尊重双方父母，尽量不把矛盾升级，将来我们自己也有变老的一天，换位思考就更容易做到互相理解了。

## 6. 如果孩子拿“哭”要挟我，该怎么办？

**解放军总医院第三医学中心急诊科心理医师史宇：**但凡孩子经常使用的且能要挟到你的办法，那一定是好用的办法，至少曾经管用过，孩子才会经常使用。否则他被拒绝过一次，后来还继续三番两次地尝试，这样有韧性如此执着的孩子，确实罕见。

我记得一次曾经听到两个小学生的对话，其中一个说想去看电影但是妈妈不同意，另一个问他怎么办，结果这个小朋友说那我就求求妈妈，不行就哭。另一个小朋友说，在我家央求家长肯定不管用，哭是更没用的方法，在他家里需要和父母协商才行。

每个人都是活在规则之下的，我们都会去尝试自己认为可能有效的方法，而不会浪费时间精力去尝试那些我们认为无效的方法，所以，家长需要制订出一套家庭中的规则，每个家庭成员都需要遵守。让孩子明白，哭闹不管用，而讲道理和父母讨论可能会更快地解决问题。

也要注意不能“家长一言堂”，孩子无论用任何办法都无效，只能听家长的，那样的话也养不出性格好的孩子，要么逆反，要么变得依赖性特别强，毫无主见，什么都听父母的，这对孩子走入社会没有丝毫好处。所以，家长还是要允许孩子在一定范围之内选择做自己想做的事。

## 7. 想要二胎，要不要问老大意见？

**解放军总医院第三医学中心急诊科心理医师史宇：**很多想生二孩的家长为了表示尊重老大的意见，于是会问：“你想要一个弟弟或妹妹吗？”这样问不好，原因是会误导孩子让他们以为自己有决定权。

当孩子说“不要”以后，因为两位家长多半已经有一个一致的想法了，又会开始给老大做工作讲有弟弟妹妹的好处，以及以后保证对老大和现在一样好。

刚出生的小婴儿一定会分掉父母更多的精力，显然父母的承诺不能兑现。即便问了老大意见也不会影响任何父母的决定，这会让孩子更加难过，与父母关系出现危机。

那么，打算要二胎要不要问老大，怎样开口呢？作为心理医生和育儿专家，我提议可以平时引导孩子看到多子女家庭的好处，而不只是有了弟弟妹妹老大就成了没人要的孩子……过去很多人经常用生二孩来吓唬孩子让孩子听话。

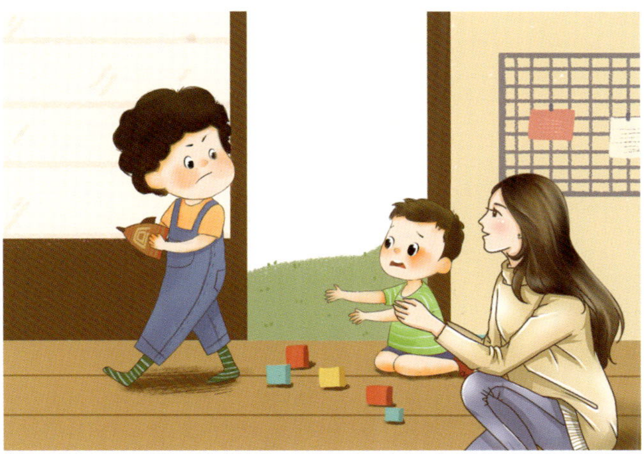

平时做好铺垫，关键时刻可以告诉孩子父母有生二孩这样的想法，并如实描述有了小弟弟小妹妹的好处是什么，又会有哪些问题。例如，小婴儿时爸爸妈妈可能会多照顾二宝一些，因为它还没有自己照顾自己的能力，你小时候爸爸妈妈也是这样照顾你的……不要欺骗，因为孩子很聪明，会记得所有的期盼，哪怕是善意的。

## 8. 如何避免当个“老好人”，成为一个有原则的人？

**解放军总医院第三医学中心急诊科心理医师史宇：**很多老好人不是没主见，而是不敢轻易发表自己的见解，对失去和潜在的损失感到焦虑和恐惧，所以，老好人骨子里是对自己不够自信，不相信自己真正有立场时也能获得现在得到的东西。

可是，真的一直和稀泥就是最安全的吗？有很多时候并不是你不主动表达你的观点和立场就安全，不表达同样也是一种态度，所以，只有从内心认同自己、接纳自己，看到自己的实力，才能更好地表明自己的态度和原则，才不需要依附其他人。

## 9. 产后抑郁了怎么办？

**解放军总医院第三医学中心急诊科心理医师史宇：**典型的产后抑郁症于产后6周内发生，可在3～6个月自行恢复，严重的也可持续1～2年，所以，有人提问说宝宝已经三五岁了，自己是否属于产后抑郁，产后三五年的抑郁情绪与产后关系并不大。如果非要扯上关系，顶多是习惯了某种行为习惯和情绪状态，因为情绪是会有惯性的。就好像有人早就过了更年期阶段，为什么脾气还依旧火爆，没说两句就炸了，这与产后抑郁的例子相似，都不是激素水平所致，而是自己的行为习惯罢了。

虽说激素水平会影响女性的情绪，但是为什么有些产后妈妈情绪变化非常明显，有些则不太明显，也和每个人的性格、处理问题的方式方法，以及社会支持有关，所以，产后妈妈要提前了解一下产后抑郁的症状表现，一旦出现此类问题才能更好地应对。

## 10. 职场女性压力太大如何调节？

**解放军总医院第三医学中心急诊科心理医师史宇：**在心理门诊接诊的过程中，我发现一个有意思的规律，但凡由于职场压力来就诊的女性来访者，大部分都是自己给自己施加的压力，只有少数是被迫获得的压力。

现代职场女性太好强了，让很多男同胞望尘莫及。因为我们不需要等别人说到什么才做改变，而是时刻保持紧迫感，努力让自己不断提高。这与我们从小接受到的教育也是一致的，现在请和我一起来做填字游戏：

**______困难、______难题**

如果你的答案是克服困难、解决难题，那么你在职场上也非常可能是一个极好强的人，这样获得的压力来源就会比其他人更多，压力总量也更大。那么，你是否想过是所有困难都能克服的吗？所有难题都能被解决？

敢于面对难题的人是勇敢的人，不仅敢面对还能勇于尝试积极解决难题的人是有能力的人，但是真正聪明的人既不是那个勇敢的人，也不是那个有能力的人，而是经过认真评估过后，能解决的问题自己去解决，以自己的能力轻时不能解决的可以求助他人，如果求助他人也没办法解决的难题，就放自己一马，适时放弃，所以，希望职场压力很大的女性们，也能适时放自己一马。

## 十、打造俏佳人

### 1. 文眉如何考虑？

**韩国美容外科学院(KCCS)2012 国际完训认证医师、安吉拉微整形医学美容顾问詹富盛：**在考虑美感之前先考虑是否有严重的眉毛下垂。如果求美者感觉眉毛下垂而单纯想借由刮除眉毛辅以高位文眉来获得看起来不那么下垂的眉毛，可能会放任下垂的皮，使双眼皮被压缩，甚至双眼皮也下垂覆盖眼球造成假性垂睑。

日后要解决问题时如果做提眉手术，会让文眉异常高位，如果要做眉下切皮，会难以决定位置，是文眉的下缘呢？(会切除原本眉毛)或是原本眉毛的下缘？(会远离文眉下缘而使伤口明显)或是单纯做双眼皮手术？(会需要切很多皮肤而致使眼折不自然)，因此，在文眉之前，先自问是否感觉自己眉毛下垂想文高一点。如果是，建议先做相关手术去除多余皮肤，再考虑文眉，同时也能遮蔽眉上或眉下切口瘢痕(虽然通常也不明显)。

### 2. 眼袋是否能靠医美手段消除？

**韩国美容外科学院(KCCS)2012 国际完训认证医师、安吉拉微整形医学美容顾问詹富盛：**轻度眼袋，可以借由童颜针、玻尿酸处理泪沟得到改善。肉毒毒素无法改善眼袋，还可能导致更眼袋严重，因为它放松了眼轮匝肌。

严重的眼袋，必须通过手术解决。眼袋是一个衰老的象征，所以，一般都会建议尽量以消除为主。手术分为有无创跟有创的方式。无创方式为利用合适的玻尿酸或线雕的结合简单的处理做一些基础上的改善。有创的方式为手术改善的程度较明显可是会需要一定的修复期。手术会牵扯到术式的不同，如年龄及类型不同，适合用内开或外开的方式由专业医师建议。

### 3. 眼部松弛、眼纹严重，手术能消除吗？

**韩国美容外科学院(KCCS)2012 国际完训认证医师、安吉拉微整形医学美容顾问詹富盛：**

(1)脂肪凸出型眼袋：单纯为眼睛下方脂肪突出的脂肪型眼袋，可以利用手术的方式摘除多余的脂肪，改善突出的状况，此种状况若没有伴随下眼睑肌肤松弛，可以使用眼袋手术达到改善。

(2)下眼睑肌肤松弛型：若是因为下眼睑肌肤松弛而造成的眼袋，此种状况可以利用眼袋手术将多余的肌肤去除，增加眼周肌肤的紧实度，来改善下眼睑肌肤松弛所产生的眼袋的情况。

(3)眼部松弛及眼纹：有两方面考虑，动态性的眼轮匝肌造成眼纹或皮肤松弛。肌肉性纹路可以用肉毒素处理，而手术方面，借由双眼皮或是眉下切手术处理上眼睑松弛问题及眼尾松弛纹路，以及眼袋手术配合肌肉悬吊拉提眼下松

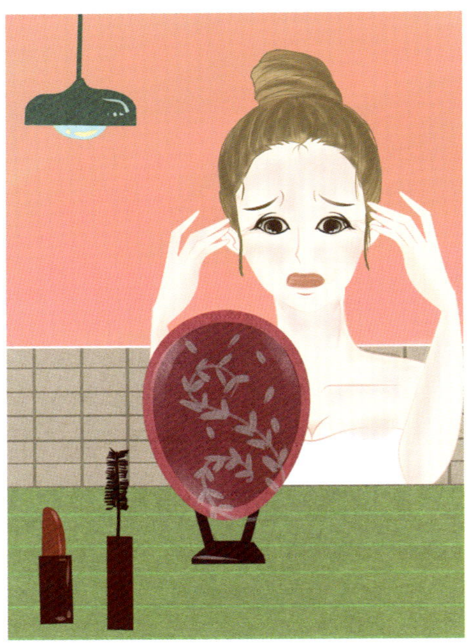

弛部分，可以达到治疗目的。

(4)紧肤除皱，可大可小：大至筋膜拉皮手术，适合 40 岁以上。从筋膜层 SMAS 把地基打好，拉紧筋膜层，再把多余皮肤去除，手术时间长，风险相对比较高。小至电音波(热紧缩效应，效果最小，但是最不侵入性)，肉毒提升(下拉肌肉放松效应，适合下面部及眼尾，眉心鼻横纹，效果不错，维持 4～6 个月)，线雕提升(胶原蛋白效应，视个别医师手法效果不一，维持 3～18 个月。术后会不青不肿的通常效果会短暂，效果要长一些的，术后通常会有些肿胀期。分为浅层线雕、深层线雕、颧弓内线雕，不同做法不同诉求，适合相对年轻一些还不需要拉皮手术族群。

## 4. 想年轻，紧肤除皱如何做？

**韩国美容外科学院(KCCS)2012 国际完训认证医师、安吉拉微整形医学美容顾问詹富盛：**随着年龄衰老，皮肤层的胶原蛋白、玻尿酸、脂肪层会萎缩和向下移位，另外表情肌肉也扮演重要角色，让皮肤不停地折动，产生抬头纹、川字纹、鱼尾纹、鼻横纹等。以前想要变年轻，只能选拉皮手术，工程浩大且恢复慢，令人却步。近年因医学美容微整形技术和生物材料的进步发展，爱美者往两极化发展，可从 20 岁到 80 岁，无重大禁忌证者皆可以接受变美变年轻的机会。

透过医美微整形的方法有下列几种可选择。

第一，对于表情肌肉加速肌肤老化，最佳方式是使用肉毒素注射于脸部的表情肌，降低其强度。肉毒毒素注射于额头、眉间、鼻根、鱼尾、下颌线、颈部等，能很快产生紧致亮肤去皱的效果，已是大众最能接受的疗程，但因有维持时效性，一般建议 4～8 个月注射，最长不超过一年。

第二，对于脂肪筋膜层下垂移位造成的松弛皱褶，目前利用手术可吸收缝线，经过特殊设计和技术，透过微创手术将脂肪筋膜层复位，可以年轻化，肌肤紧致，因为缝线可以刺激深层胶原蛋白增生，达到亮肤淡斑的效果。它的恢复期短，效果显著，将来可以不断重复操作，维持不衰老，不良反应少，所以，接受度很高，已成为爱美者必要的疗程。

第三，对于浅层皮肤的胶原蛋白流失，可以用皮下注射聚左旋乳酸，俗称童颜针或少女针，可全面注射于脸部、颈部皮下，诱发胶原母细胞产生胶原蛋白，全面提亮肌肤，去除细纹，紧致皮肤，需要多次的注射和等待生长期。针对严重的皱纹就需要玻尿酸的注射，中大分子注射于深层可以起到支撑效果，减少大且深的纹路和凹陷，中小分子可以利用水光枪或精细注射于浅层皮肤可立即抚平干细纹，也能达到紧致去皱的效果。

第四，平日的皮肤保养管理也很重要，仪器和护肤品要慎选。仪器可使用射频如 Spa rf、电波、音波拉提等维持皮肤紧实。护肤品应因各人肤质状况，选择适合自身皮肤，富含胶原蛋白、保湿因子等成分的产品，且最重要的是坚持。

## 5. 高挺的鼻子，要不要做？

**韩国美容外科学院（KCCS）2012 国际完训认证医师、安吉拉微整形医学美容顾问詹富盛：**已经很高挺的鼻子，要看看是否有优美线条。会让人多看两眼的鼻子，往往就是有一些美学问题才会突出。高挺鼻常见问题是驼峰过高、鼻头过大（蒜头鼻），这类问题通常以手术处理效果较好。脸上所有的五官都应该以协调美为主，所以才会有"三庭""五眼""四高""三低"的考虑。以至于丰唇的手术一定要根据每个人的喜好及医生的专业判断来做。

## 6. 双眼皮手术怎么做才自然？

**中国台湾米兰时尚整形医院外科主治医师、韩国郑东学诊所与 BIO 诊所研究员、安吉拉微整形医学美容顾问曾威达：**自然的双眼皮手术，要求目标是仿若天生、张眼自然、闭眼无痕的仿生式双眼皮，对于初眼双眼皮手术，这是做得到的，而对于已经做过双眼皮的状况，感觉不自然想重修，这会比较复杂，经由正确评价，修复处理，多能恢复自然，但是恢复期比初眼双眼皮久一些。

## 7. 丰唇手术挑人吗？

**中国台湾米兰时尚整形医院外科主治医师、韩国郑东学诊所与 BIO 诊所研究员、安吉拉微整形医学美容顾问曾威达：**丰唇手术，前提是嘴唇太薄。通常是在年纪大、口轮匝肌萎缩、人中下垂拉长的状况，此时丰唇手术可以达到明显变年轻的效果。当然，也有先天嘴唇太薄，需要丰唇手术，特别是嘴唇没有唇珠弧度的情况，丰唇手术借由玻尿酸注射，或是唇部局部皮瓣修除，可以达到实现自然唇部弧度的效果。

## 8. 做丰胸手术怎样才安全？

**中国台湾米兰时尚整形医院外科主治医师、韩国郑东学诊所与 BIO 诊所研究员、安吉拉微整形医学美容顾问曾威达：**丰胸手术分为以下两种方式：

第一种是假体植入，多数人采用硅胶假体和盐水袋置入，在全身麻醉之下，在胸凸部剥离出空间，可从腋久、乳晕、乳房下褶线，乃至肚脐为入口，一般手术 2～6 小时，一次性完成。

第二种是自体脂肪植入，可在静脉注射或全身麻醉下，先抽取腹部、臀部、大腿等处的脂肪，再予以纯化，再由注脂针打入乳房的脂肪筋膜层，手术时间较假体长些，一般需 2～3 次才能达到理想的大小。

目前多数医生认为假体丰胸手术安全性相对比自体脂肪丰胸手术更好，假体是目前为止较安全的丰胸方式，材料非常稳定，在体内不易发生变化和破裂，而且如果出现破裂、渗漏甚至包膜挛缩等任何问题，假体可以完全取出，不会对乳腺甚至哺乳产生影响，而自体脂肪植入，需抽取脂肪，有可能产生脂肪栓塞，感染机会较高，优点是有手感、自然，抽脂可同时塑身。只要手术就需要麻醉，麻醉必然会有风险，所以，安全的丰胸，应选择合格医疗机构、医疗团队、麻醉医护，术前和医生充分沟通，本身要身心健康去接受手术，才能达到最佳的结果。

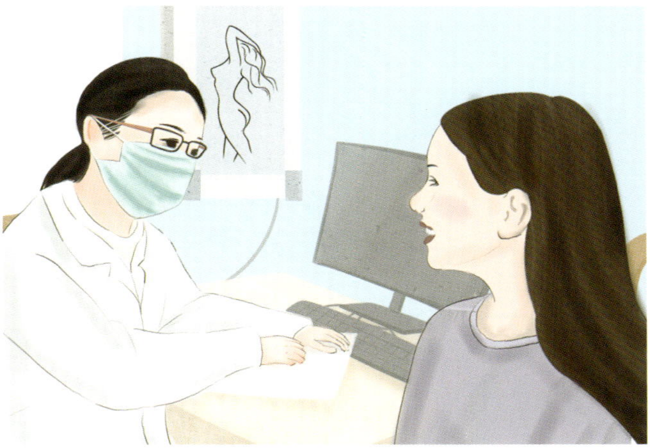

## 9. 脸型不好看，能通过手术改善吗？

**中国台湾米兰时尚整形医院外科主治医师、韩国郑东学诊所与 BIO 诊所研究员、安吉拉微整形医学美容顾问曾威达：**脸型不好看，通常是骨架问题。此时需要的治疗可以分治标或治本。

治标肉毒毒素注射改善国字脸，太阳穴及苹果肌注射玻尿酸或脂肪改善颧骨太宽的视觉比例，额头填补达成圆润前额感觉类似鹅蛋脸的目标。填补下巴改善下巴后缩或方形下巴。

治本轮廓削骨手术，可以改善颧骨太宽，国字脸，下巴后缩或是前凸或太宽。正颚手术改善大暴牙、下巴后缩等问题。

脸型的确是一个困扰很多人的问题。如大家都喜欢的鹅蛋脸对于西方人就不喜欢，但在改变方面一般可利用微整手术如玻尿酸为主。对于条件较差或病人认知上有较大的差异时可考虑由手术来调整，如削骨。

## 10. 整容手术如何避免千篇一律“网红脸”?

**中国台湾米兰时尚整形医院外科主治医师、韩国郑东学诊所与BIO诊所研究员、安吉拉微整形医学美容顾问曾威达:**整形设计的原则:整体设计,美学标准,个性化。

美讲究的是整体的协调和统一,而不是强调单一的漂亮,即使眼睛很漂亮,鼻子很漂亮,如果不协调一起放在脸上就成了很奇怪的模样。

美学上有具体数值的标准,我们医生经常用比例标准,比如“三庭”“五眼”、鼻尖-唇-下颌三点一线、鼻额角30度、鼻小柱与上唇成直角等等。

我们每个人都是这世界上独一无二的!我们在追求美的时候,可以有很多一样,也有很多不一样,只有保持了自己的独特性,才能美而不俗。

复工这样做提高免疫力——李博副主任医师

第3章 Chapter

# 专家最想说

## “面子”上的问题这样治

北京大学第一医院终身教授、中华医学会皮肤性病学分会副主任委员　朱学骏

### 1. 如何做好基础护肤？

随着人们生活水平的提高，爱美的需求越来越高，人们对“面子”问题越来越重视，但是如今来就诊的“病人”，很多并没有真正的皮肤病，却是因为对于面部皮肤的护理认识有很大的误区，造成了很多困扰。

首先，基础皮肤护理没做好。

皮肤天然就有强大的自我保护和修复功能，叫作皮肤屏障，好好保护这层屏障不受到伤害就是最好的皮肤护理。皮肤护理记住六个字：清洁、保湿、防晒，其实很简单。清洁一定要适度，而保湿和防晒则一定要足够。

清洁指的是清除皮肤表面的污垢，包括多余的油脂、分泌的汗液、脱落死亡的表皮成分和环境中的污物，选择温和的洁面产品，用中性或弱酸性的肥皂或洗面奶，不用过热的水，以免破坏皮肤正常的天然屏障。如果是干性皮肤或者是敏感性皮肤，清洁产品的使用要慎重，选择温和，具有舒敏、保湿作用的产品，平时温水清洗即可。

保湿则是保护皮肤很重要的一步，保湿霜需要选择效力持久、舒适度好的温和不刺激配方，足量使用。

很多皮肤老化的问题如色斑、皱纹、红血丝等都跟紫外线照射密不可分，因

此，防晒霜应该每天使用，根据季节选择不同的防护系数，及时补擦。其余的功效类产品，如美白、祛皱、抗老化等，可以根据自己的需求酌情选择，前提是产品的选择一定要温和不刺激。

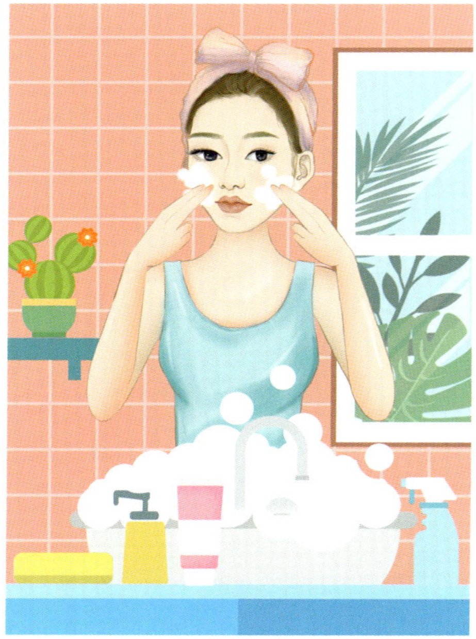

## 2. 如何避免成为敏感性皮肤？

造成敏感性皮肤的原因有先天及后天，主要是后天的各种刺激因素。现在敏感性皮肤的人越来越多，过度清洁或刺激导致皮肤屏障损伤或破坏是重要原因。人群中有一定比例的人天生皮肤比较敏感，如肤色白、皮肤干燥的人，就需要特别小心地护理皮肤，维护好皮肤的屏障。即使不是天生敏感的人群，也要注意避免过度清洁，如洗脸的频次过高，使用热水、各种磨砂类产品或是碱性清洁产品，或是一次洗脸要用很多种清洁产品等。

另外，使用所谓的“去角质”产品一定要慎重，如果使用后出现皮肤干燥、容易发红、有瘙痒和刺痛感要及时停用。敏感性皮肤是一种状态，提示皮肤屏障被破坏还没有完全修复，因此，通过正确的皮肤护理等待皮肤保护层修复，敏感状态是可以纠正的。

### 3. 医疗美容如何选择？

现在医疗美容技术飞速发展，新技术层出不穷，让女性冻龄、保鲜的需求不再是梦想。现有的医美包括针对皮肤疾病和年轻化两大类。针对皮肤疾病的，如果酸可用于痤疮、黄褐斑；针对色斑和血管扩张的各种光电治疗。年轻化的医美措施涵盖了果酸换肤、美塑疗法：可用于深层补水，提亮肤色，抗衰老；肉毒毒素注射可用于面部除皱、瘦脸、控油，还可以用于治疗狐臭、多汗、瘦腿等；玻尿酸注射可用于填充面部容量缺失性问题，如法令纹、丰颊、丰颞、泪沟等；还有很多光电设备来解决毛孔、黑眼圈、皱纹及皮肤松弛下垂等。

医美是医学和美学的结合，不仅对仪器设备有要求，更考验医生的水平，建议选择正规的医美机构，由专业的医生进行操作，注意术前术后的皮肤，让美容效果更理想、更持久。

## 注意女性不同时期的“风云雷电”

北京协和医院妇产科主任医师　谭先杰

不同年龄阶段的女性面临的健康问题不同，让我们先来谈谈不同年龄段面临的常见健康问题及防控对策。

**婴幼儿期：**婴幼儿期女孩的生殖器官疾病较为少见。父母或监护人需要注意观察女孩的外生殖器是否有炎症或其他异常，如幼女外阴阴道炎，可能是由于尿布不合适或者阴道异物。如果出现白带异常，同样需要做相关检查。如果出现血丝，就更要小心，有时候可能是长期食用含有激素的食品，或者误服了妈妈所用的避孕药物所致。还要警惕是否存在幼女的生殖器肿瘤，如阴道的葡萄状肉瘤、特殊类型的子宫颈癌等。

**青春期：**需要注意一些特殊的生理和心理问题。建议父母在适当时候告诉女孩子关于月经的知识，帮助她们认识月经是一种正常生理现象，不需要害羞和恐惧，要注意经期卫生。在适当时候科普性发育异常的一些知识，进行性知识教育，让她们懂得一些保护措施，避免意外怀孕及性侵犯的情况。

**育龄期：**如何成功怀孕、平稳度过怀孕和分娩期是科普的主要内容，包括流产、早产、常见的妊娠合并症（妊娠合并糖尿病、心脏病、肝炎、血液性疾病等）、临产先兆、产程简介、产后出血、产褥期保健和母乳喂养等。

除生育相关的问题外，生育年龄妇女还会面临两种常见的良性疾病。一种是子宫肌瘤，另一种是子宫内膜异位症。生育年龄妇女或者性活跃期妇女的另外一个问题是宫颈癌前期病变，高危型人乳头瘤病毒是致病病毒，与性生活密切相关，健康性生活很重要。其次是定期进行宫颈癌筛查，及早发现病变做相应处理。

**更年期和老年期：**更年期需要注意包括心理和生理方面的问题，此外这一阶段还容易出现子宫内膜不典型增生和子宫内膜癌等问题。

对于老年妇女，需要注意骨质疏松、老年性阴道炎、绝经后出血等问题。对于绝经后出血一定不要轻视，要做相关检查排除或诊断子宫内膜恶性病变。以前有子宫肌瘤的妇女，也需要定期检查，如果发现子宫肌瘤比以前明显增大，需要注意恶变的问题。

老年妇女另外两个重要问题是盆腔脏器脱垂和尿失禁，包括子宫脱垂、阴道前后壁膨出等。这是年龄增长导致盆底肌肉和其他支持结构松弛的结果。对于管不住尿的压力性尿失禁，有的可以非手术治疗，有的需要器械矫正，有的则需要手术。另外，老年妇女患各种妇科恶性肿瘤机会有所增加，对于盆腔包块要特别重视。

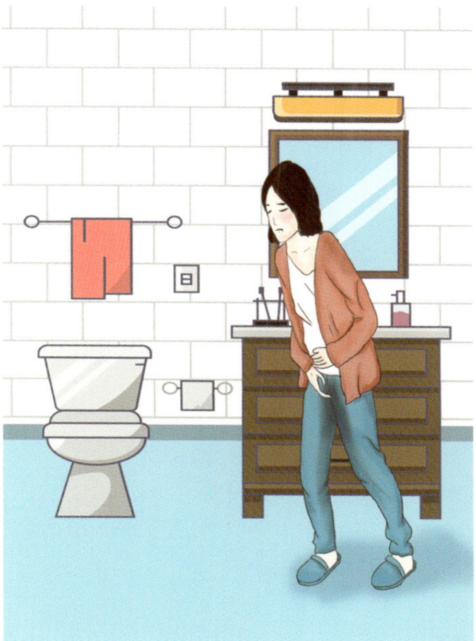

无论哪个年龄段，都要注意“血、带、痛、块”的“风云雷电”信号。

“血”特指异常阴道出血。正常妇女的月经一般每 28 天左右一次，每次出血 3～7 天。至于周期，往前几天或往后几天都是可以的，只要规律就行。至于月经量，可多可少，只要没有少到怀不上孕、多到引起贫血就是可以接受的。如果月经不在上述范围内，就称为异常阴道出血，可能是健康出现问题的信号。绝经后阴道出血是十大癌症信号之一。

“带”指阴道分泌物，即白带。正常白带是无色透明的液体，略带特殊体味，不同女性之间有差异。如果出现黄绿色脓性分泌物，要注意生殖道感染，包括淋病；如果出现泡沫样白带，要警惕滴虫性阴道炎；如果出现豆渣样白带或者奶酪样白带伴随剧烈外阴瘙痒，则需要考虑霉菌性阴道炎（正规名称为外阴阴道念珠菌病）；如果出现带有鱼腥味的白带，则要考虑细菌性阴道病；如果白带带血，要警惕子宫内膜病变、宫颈息肉、宫颈病变甚至宫颈癌的可能。

“痛”指下腹痛、痛经和性交痛。原因很复杂，除了妇产科疾病之外，还有内科或外科的原因。除了盆腔炎症之外，需要警惕子宫内膜异位症。当然，恶性肿瘤晚期也会疼痛。要重视疼痛，尤其是疼痛背后隐藏的疾病。如果能排除器质性疾病，女性无须忍痛。

"块"指盆腔包块，包括良恶性肿瘤。发现任何盆腔包块都需要重视，尤其是对于绝经后妇女和青春期前的女孩。

# 女性心血管健康需更多关爱

北京医院心内科主任医师　汪　芳

说到影响女性健康的疾病，很多人第一时间想到的是癌症，比如乳腺癌。实际上，对女性健康威胁最大的还是心血管疾病。

放眼全球，每年被心血管疾病夺走生命的女性总体数量呈上升趋势，占到了女性群体中总死亡人数的三分之一，且较于农村女性，城市女性心血管病患者的病死率更高。

研究统计显示，我国心血管疾病患者中女性多于男性，可见慢性病肆虐之时，并未给予女性更多的“怜惜”之情。考虑到女性生理结构和特有的妊娠、绝经阶段等“先天弱势”，女性心血管健康理应得到更多的重视和关爱。

## ◎ 更年期前：年轻女性心血管疾病相对较少。

对于女性朋友来说，雌激素是一种特别的“恩赐”，它不仅让女性容光焕发，还能帮助规避一些疾病。研究发现雌激素能够提高血管弹性，降低血压和胆固醇，对血管形成一种保护。比如在我的门诊上，年纪轻轻就罹患心脏病的女性患者还是比较少的，也从侧面印证了这一点。

心律失常是年轻女性相对常见的心血管疾病，该病除了遗传方面的影响之外，大都与工作压力较大、常喝咖啡、爱抽烟等因素有关。由于多数症状不明显而疏于诊治，容易进一步发展为早搏和室性心律失常等病症，所以，要加强监测。

当然，类似高血压、高脂血症等慢性心血管疾病还是比较普遍的，女性朋友自然也不能幸免，这主要跟家族遗传和生活习惯不规范有关。特别是工作、生活压力加大导致情绪、精神和睡眠等出现波动，为疾病的发生、发展铺上了“温床”。值得警惕的是这些慢性病症状不甚明显，需要按时体检筛查。

## ◎ 更年期后：女性朋友绕不过去的坎。

女性在50岁之后步入更年期，卵巢功能减退使雌激素分泌大幅减少，即使是原本很健康的女性，在失去雌激素的庇护后，高血压、高血脂和糖尿病等慢性病也会接踵而至，此时心血管系统变得更加脆弱，罹患诸如冠心病、心肌梗死、心力衰竭和心房颤动等各种心脏病的风险也大大提高。

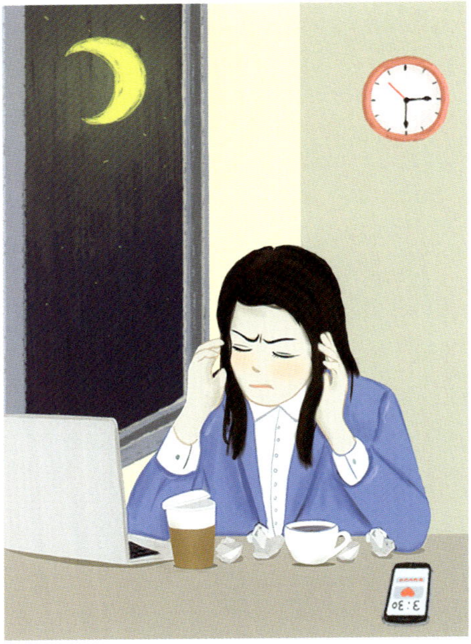

糖尿病是中老年女性心血管疾病的重要危险因素！研究发现高达50%的糖尿病患者死于心血管疾病，女性糖尿病患者比男性糖尿病患者更易发生冠心病。糖尿病导致的心脏病神经功能病变，使得近三分之一患者出现心脏病，如“心肌梗死”时症状不明显，以至怠误病情造成更严重的后果。因此，女性朋友应注重健康的生活方式、合理饮食、坚持适量运动，定期监测血糖，早发现、早治疗。

女性心脏病患者多属高龄，出于“预防第一”的诊疗理念，女性在更年期前后应做好体检，包括血压、心电图、心脏超声等。如已经存在高血压、高血脂等基础疾病，则要积极治疗。女性朋友若感到胸闷、胸痛、心慌等情况，不要轻易断定为“更年期综合征”，而是应当及时就医确诊。

# 运动的女人最美

北京小汤山医院有氧运动中心主任　牛国卫

人体美是自然界中生命形态自然美的最高级形式，是一种永远新鲜、永远充满生命力的最动人的美。

人类学家们曾经认为，美的标准属于社会学范畴，是人类文明进化的结果，没有统一的标准。美有标准吗？答案似乎是否定的。有人喜欢胖的有人喜欢瘦的，有人喜欢白的有人喜欢黑的，标准自古以来就不统一，但有一个建立在生物学基础上的基本价值：崇尚自然与健康。

大部分男人在薛宝钗、林黛玉之间，都会果断选择前者。美丽的女人一定身心健康、容光焕发、让人愉悦，那种捂胸口、身躯佝偻、紧皱眉心、咳喘不断、满面病容的“美人”已被历史与现实所淘汰。

最近，英国一家著名权威女性时尚网站发文表示，21 世纪人们将从以下几个方面来衡量现代女性的健与美。

(1)骨骼发育正常，身体各部分均匀相称。

(2)肤色红润晶莹，充满阳光般的健康色彩与光泽，肌肤有弹性、体态丰满而不肥胖臃肿。

(3)眼睛大而有神，五官端正并与脸型配合协调。

(4)双肩对称、浑圆，微显瘦削，无缩脖或垂肩之感。

(5)脊柱从背视成直线，侧视有正常的体形曲线，肩胛骨无翼状隆起和上翻的感觉。

(6)胸廓宽厚，胸肌圆隆，乳房丰满而不下垂。

(7)腰细而有力，微呈圆柱形，腹部呈扁平状。标准的腰围应比胸围细三分之一左右。

综上 7 条，唯有运动可以做到全方位、全覆盖。

运动可延缓骨质老化，改善骨骼肌与关节韧带的弹性和韧性等，从而提高骨骼抗拉、抗折、抗压和抗扭转的能力。改善骨骼血液循环，增强物质代谢，使骨骼有机成分增加。

运动时收缩的肌肉会产生热能，皮肤温度升高血液流动加快，皮肤毛细血管充血，肤色红润，血液中的氧气及水分有效地传送至皮肤细胞，使皮肤充满弹性和光泽，出汗将毛孔中的污垢和油脂排出体外，缓解肌肤干燥、暗沉，长期坚持运动可使皮层增厚，有助于延缓细纹的形成。

运动可防止人体器官衰老，运动状态下的人体吸入的氧气可比安静状态时多 8 倍，提高心肺功能，增加人体摄氧量，为机体各部位细胞通过微血管提供充足的营养，使得五官器官减缓衰老。

运动促进养成动作美、姿态美、形体美和培养正确的身体肌肉感觉，修饰和改变不良体型，弥补缺陷，发挥作用。

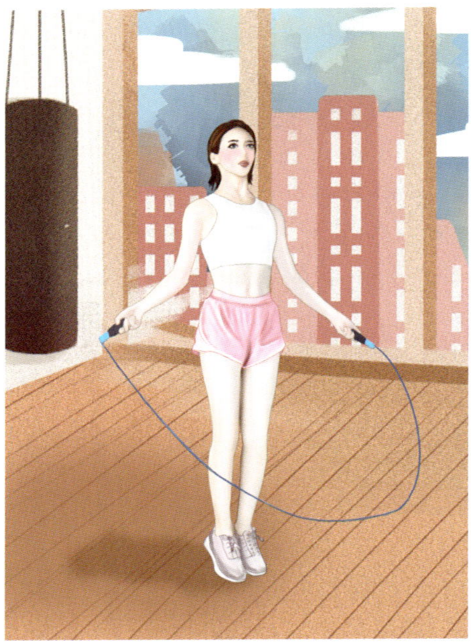

在激烈的运动中，既要和队友配合还要制约对手的发挥，不断权衡利弊瞬间作出最优选择，培养坚决、果敢的思维与处事风格，内外兼修，形神兼具。

运动中不断地超越自我，让女性更自信，养成挺胸抬头的高重心体态，改善胸部、颈部、背部的形态，更自信！因为自信充满了活力，快乐去面对生活！运动的女人，活力无比！

运动可改善内分泌调节功能，运动改善体内糖的代谢，防治糖尿病；能降低胆固醇，防止动脉硬化；能控制体重，促进多余脂肪的利用，防止发胖，保持良好的形体。

女性形体健美是人类的共性追求，也是女性健康的需要。它不仅包括外在的曲线美、肤色美和内在的肌肉美、骨骼美、心里美，而且在深层次上也展现为高雅的气质、优雅的风度、丰富的个性内涵和自信的人格美。

古希腊名言："如果你想强壮，跑步吧！如果你想健美，跑步吧！如果你想聪明，跑步吧！"。我运动，我美丽！

# “慧”吃“慧”喝，美丽健康

解放军总医院第八医学中心营养科主任　左小霞

经常有人问：吃什么身体好、皮肤好、容貌好？我想跟大家说：没有哪一种食物是灵丹妙药，保持健康与美丽没有一蹴而就、一劳永逸的事。

女人如花，贵在养成健康的生活方式，学习一些营养知识，“慧吃慧喝”，对美丽健康很重要！

## 1. “慧”吃

推荐中国人科学合理健康膳食的秘密武器——《中国居民平衡膳食宝塔(2016版)》。这个宝塔图教大家每天如何选择食物种类，每种食物吃多少量合适，简单易懂易操作。

中国居民平衡膳食宝塔(2016版)

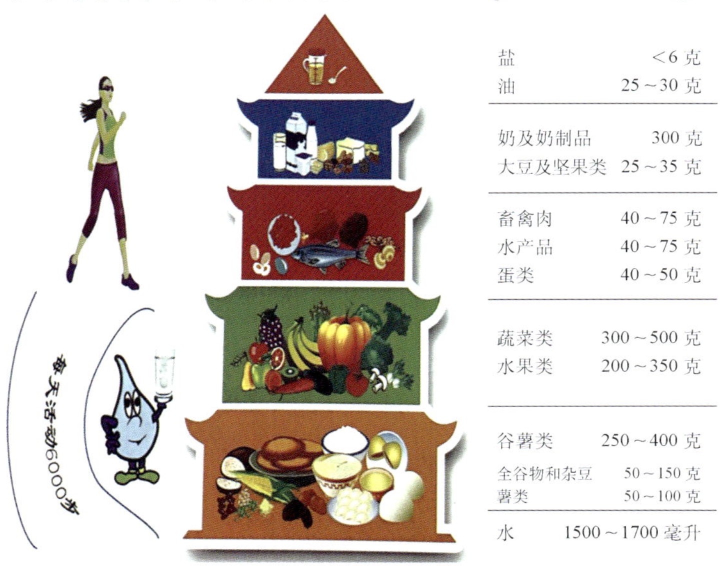

宝塔第一层：谷薯类、全谷杂豆类食物，每人每天 250～400 克，全谷物和杂豆建议每天摄入 50～150 克，薯类每天 50～100 克。

宝塔第二层：蔬果类，蔬菜 300～500 克（其中深色蔬菜占一半以上），水果 200～350 克。

为什么要多吃蔬菜水果和薯类？维生素、矿物质和膳食纤维的重要来源；植物化学物的重要来源；有重要的健康效应：可预防癌症、心血管疾病、2 型糖尿病、控制体重、防治便秘等。中国营养学会推荐：餐餐有蔬菜，天天吃水果。

宝塔第三层：鱼、禽、肉、蛋等动物性食物，推荐每天畜肉 40～75 克，水产品 40～75 克，蛋类每天 1 个，不要弃蛋黄。

宝塔第四层：奶类、大豆及坚果类，奶类：液态奶 300 克，大豆坚果类 25～35 克，其中坚果每周 50 克（如果每天都吃，每天约 10 克）。

宝塔第五层：烹调油、盐，每人每天烹调油 25～30 克，尽量少食用动物油，每天食盐摄入小于 6 克，精制糖每天不超过 50 克，最好少于 25 克。

### 2. “慧”喝

每天摄入 1500～1700 毫升水，以白开水、淡茶水、矿泉水等为宜。少量多次饮，每天约 8 杯水，每杯水约 200 毫升。推荐以下几款女性健康饮品。

补血润肤：当归红枣茶；缓解干燥：柠檬蜂蜜饮；解郁宁心：玫瑰薰衣草茶；减肥降脂茶：乌龙茶、苦荞茶、玳玳花茶。

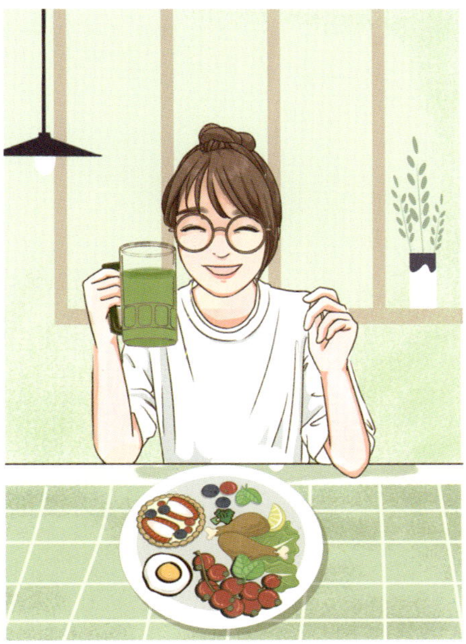

女性更年期汤饮：浮小麦大枣汤，炙甘草12克，小麦18克，大枣9枚，加水煮开，早晚喝，也可加黄芪与西洋参。

### 3. 牢记这些饮食建议

有规律地进餐；不偏食不挑食，不暴饮暴食；每天食物种类不少于12种，每周不少于25种，颜色不少于5种，烹调方法不少于5种；每天都建议吃有颜色的叶子菜和粗粮；注意饮食卫生；限吃凉食，少喝甜饮料。

### 4. 健康饮食6句黄金法则

以下6句话，让你学会正确吃饭

(1)食物多样，谷类为主。

(2)吃动平衡，健康体重。

(3)多吃蔬果、奶类、大豆。

(4)适量吃鱼、禽、蛋、瘦肉。

(5)少盐少油，控糖限酒。

(6)杜绝浪费，新兴食尚。

一个人一生食用60～70吨的食物，你就是你“吃出来的样子”。虽然一顿饭的作用微乎其微，而一日三餐，每天、每月、每年的一日三餐，就决定了你的健康状况，所以，请大家吃好每一餐，让健康到碗里来！

# 养好肝脾常健康

北京中医药大学东直门医院副院长　龚燕冰

作为一名中医医生，在临床上常常会碰到不注意保养自己的女性患者。我同为一名女性，有些话很想告诉女性患者。

五脏中，对女性十分重要的一脏就是肝了。女性有经、带、孕、产、乳的生理特点，而从中医角度讲，肝具有藏血、主疏泄的特点，且肝经循行经过乳房与外阴，因此，与女性的月经、带下、胎产、泌乳等功能关系密切，所以说养肝是女性自我保养的重要环节。当然，养肝就是养气血，气血充足，除了可保持身体健康、月经正常，也能起到美容养颜的功效。

那如何养肝呢？首先要做到的就是保持愉悦的心情，尽量不要生气。很多女性常常会因来自工作、家庭等多方压力而情绪不稳定，出现急躁、易怒的情况。要学会转移注意力，适度地释放坏情绪。过度的情绪会对身体产生不好的

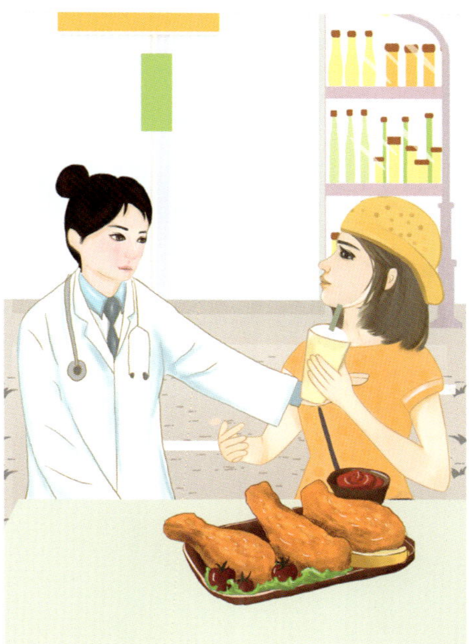

影响，叫作“怒伤肝”。生气会导致肝的疏泄功能失常，使人体的气机不畅，出现胸闷、两胁肋部疼痛、经前乳房胀痛、痛经等症状，有些人还会头痛，这是肝火往上冲的表现。通过观察很多临床的女性患者后可以发现，经常生气的患者，更容易产生甲状腺结节、乳腺增生，甚至是子宫肌瘤。从中医的角度来看，这三个病的本质是相同的，都是由于肝的疏泄功能失常，导致气质、痰凝、血瘀所致。同时也要保证充足的睡眠，少熬夜；避免过度饮酒。

临床上有很多女性为了身材苗条，常常节食减肥，要么不吃饭或者吃的少，要么不吃糖类。这些行为其实对脾胃都很不好，很多女性开始的时候体重是可以减一点，但是时间稍长一点就会出现全身乏力，月经不调甚至闭经的情况。中医讲“脾为后天之本，气血生化之源”，就是说你身体内所有的能量，你的气和血都是你所吃进去的五谷精微所化，是人身体机制得以维持的必要条件，所以，希望广大女性朋友不要一味追求所谓的“苗条美”而去减肥，而是要抱着一种“自信、优雅的我，就是美的”人生态度。

节食减肥不可取，并不是说可以随便吃，饮食还是要有节制。很多女性朋友喜欢喝奶茶，偶尔喝一杯可以，但是经常喝奶茶等含糖量较高的饮品，对脾胃也不好。过甜伤脾，脾胃功能减弱，你吃进去的饭就不能正常地转化为能量，而是会形成所谓的“湿邪”在身体里，时间长了就会变成湿热。湿热在皮肤上就表现为痤疮，在阴部就表现为白带的异常，比如白带色黄、有异味。

还有些女性喜欢吃冰的食物，比如冰淇淋，这点和月经也有很大的关系。很多女性都饱受痛经困扰，而临床上最常见的两种痛经类型，一个是气滞血瘀，这个我们刚刚讲生气伤肝的时候讲过；另一个就是寒凝血瘀。贪凉的人，更容易出现寒凝血瘀的情况，从而导致痛经，这些人也会比别人更怕冷，冬天常常有手脚发凉的情况。

学会保养，远离生病，做更好的、更美的自己！

## 女性别忘了抽空爱自己

中国医学科学院肿瘤医院特需医疗部主任　袁　芃

随着医学的进步和大家自我防护意识的增加，大家可能会觉得身边人得肿瘤的人越来越多。其实大家没必要因此感到恐慌，我跟大家分享几点体会：

**第一，对于女性朋友来说，健康的生活方式非常重要。**但是，任何一个健康生活方式也不能杜绝肿瘤的发生，尤其是女性特有的乳腺癌和妇科肿瘤，但是这两种肿瘤都可以通过定期查体做到早发现、早治疗，治愈率也很高。

比如我的一个朋友，当她发现身边的朋友确诊得了肿瘤，她也去医院预约体检，就发现了一个早期的肿瘤，并进行了积极的治疗，治疗效果很好，很多年过去了，她现在很健康，所以，定期查体是非常重要的。

**第二，要勇敢面对疾病。**生老病死是自然规律，人总是会有这样那样的不舒服，有的可能只是小感冒，有的却是恶性肿瘤。大家不要因为害怕，而选择逃避。一旦发现有问题了，一定要积极治疗。

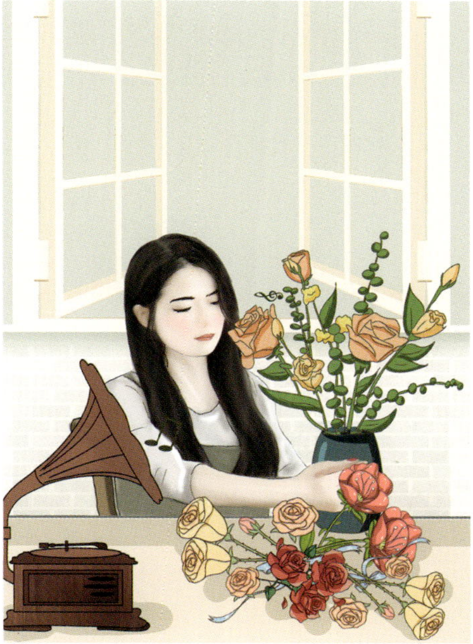

我身边有些朋友不愿意去查体，不愿意发现肿瘤，即使发现了也不愿意去治疗，这样对于治疗是非常不利的。随着科学的进步，现在很多肿瘤比如乳腺癌、宫颈癌的早期治愈率是非常高的，5 年生存率能够达到 80%～90%，越早发现治愈的概率越高，但是，如果你发现得晚，或者发现了没有去治疗，治疗效果就会明显下降。总的来说，要定期体检，早发现、早治疗。

**第三，要保持好的心态。**每个人在生活中、工作中可能都面对很多的压力。但是我们要通过不同的途径来使自己保持良好的心态，这对保持身体健康非常重要。一方面，要锻炼自我解压的能力，另一方面，通过体育锻炼、听歌或者做自己喜欢的事情转移自己的注意力、陶冶情操，从而改善自己的心情，缓解压力。

有些患者得了病以后，心态会发生很大变化。以前对工作、家庭的不满意，得病以后重新思考，觉得都不是事儿了，与家人、同事的关系得到了很大的改善。从这些例子可以看出，当我们看问题的角度发生了变化以后，周围的环境也会随之发生改变。我想，我们不妨从现在开始放松心态，尝试用不同的角度来看问题，很多难题就可能迎刃而解，自己的身体和心灵也得到了更好的呵护。

**第四，就是关爱自己。**每一个女性在家庭、社会中都担任着重要的角色。在家里是妻子、母亲、女儿，在工作中也是半边天。可能我们在忙碌的生活中，忘记了给自己多一点关注。从今天开始，让我们偶尔给自己留出一点时间，关爱自己，享受人生。

## 年轻女性内分泌失调也会得“心病”

解放军总医院第七医学中心心肺血管中心主任医师　和渝斌

我在几十年的行医生涯中，经事无数，但印象最深刻的，是看到正值青春年华的女性，因为各种原因引起胸痛，胸闷、冷汗、心慌、气短等非真性冠心病和（或）心力衰竭的症状。她们因此而工作效率低下，生活质量直线下降，作为医生，我倍感惋惜。

没有得到有效治疗的冠心病及心力衰竭，后果十分严重。冠心病是由心脏的冠状动脉血管被粥样硬化斑块堵塞而引起的心肌缺血所致，而急性心肌缺血一旦发生，大多数人会出现胸痛、胸闷、气短、冷汗等不适。

但对于年轻女性而言，却存在很大不同。她们的心脏并没有真正出现问题，而只是她们身体的神经内分泌功能平衡出现了失调。只要这种功能平衡能够再次建立，她们的上述不适就会随之消失。

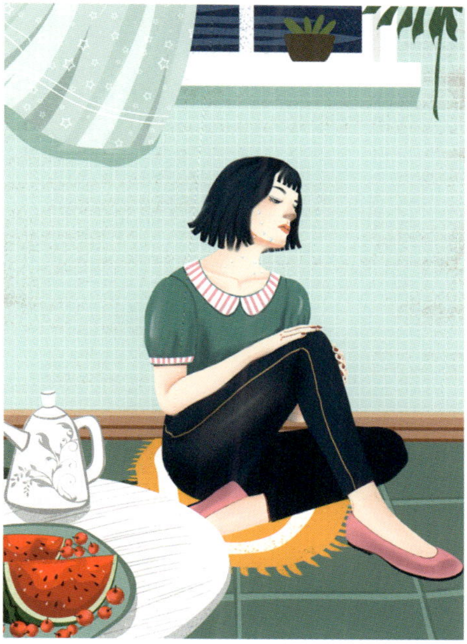

人之初，或许是因为人类繁殖的需要，造物的力量就给女性身披了护身符，使她们能够远离或很少患动脉粥样硬化疾病。这个护身符就是雌激素！然而，当女性随着年龄增加，直到雌激素水平开始下降导致月经停止，这个护身符就会随之逐渐隐去。在这个阶段的女性患心脑血管疾病的风险就会随之明显增加，她们的心脑血管疾病患病率有时甚至超过了男性。流行病学调查显示，没有了月经以后的女性，由于内分泌系统的变化，雌激素水平降低，脂代谢也会受到影响，所以，在这个时期的女性特别容易患冠心病。

有人会问，身体里的雌激素不够了，到医院去补点可以么？答案是否定的！通过医疗途径补充外源性雌激素，试图以此留住青春的人的想法是错误的，有些人因此误入歧途，走向不归之路，因此，医生强烈建议，千万不要在没有医生指导的情况下，自行补充外源性雌激素，这条路很危险！人体衰老是生命的自然过程，凡事都应顺从大自然的规律，不可倒行逆施。

既然年轻女性很少得冠心病，那么她们为什么会有类似冠心病的不舒服呢？最可能的解释是，在这个阶段的敏感女性个体体内的激素平衡出现了功能紊乱，在她们身体的自主神经功能平衡失调的协同作用下，会引起心血管系统生理功能紊乱。对于敏感个体而言，就会出现类似与冠心病或心力衰竭的不适症状。这一情况最常见于女性，但也可以发生在少数男性，多与焦虑症或抑郁症等心理疾病伴行。

解决这个问题的最佳方案就是应用解决“心脏与心理”问题的综合措施，从不同角度，双管齐下进行全面治疗。更重要的是当事人的全力配合，治疗才会有好的效果。

希望大家了解这些医学知识后，能够彻底放下对冠心病及心脏功能不全的恐惧，扬帆起航去享受自己美好生活与工作的乐趣。

# 生儿育女要趁早，卵巢早衰不可怕

中国中医科学院针灸医院卵巢早衰专病门诊主任医师 房繄恭

最近这些年，随着婚育年龄的不断推迟、职场女性压力剧增，卵巢早衰似乎也逐渐成为了一种“职业病”，尤其是在一线城市的白领中间较为高发。

卵巢早衰，现在一般称为早发性卵巢功能不全，指女性在 40 岁之前出现的卵巢功能衰退，甚至衰竭的临床综合征，主要表现为月经周期延长、月经量变少，甚至闭经，同时伴有潮热盗汗、阴道干涩、性欲低下、性交不适、睡眠不佳、情绪改变、注意力不能集中、尿频、乏力等雌激素缺乏症状。

现代医学认为绝经的本质是卵巢功能衰竭，女性的正常绝经年龄平均在 49 岁左右，卵巢早衰一般在 40 岁之前就出现了绝经的情况。一旦出现卵巢早衰，绝经、雌激素缺乏带来的健康问题是多方面的，多个器官就开始衰老，不但出现皮肤老化、皱纹增加、阴道干涩、潮热盗汗、暴躁易怒等，还会导致骨质疏松、心脑血管疾病的风险增加等。

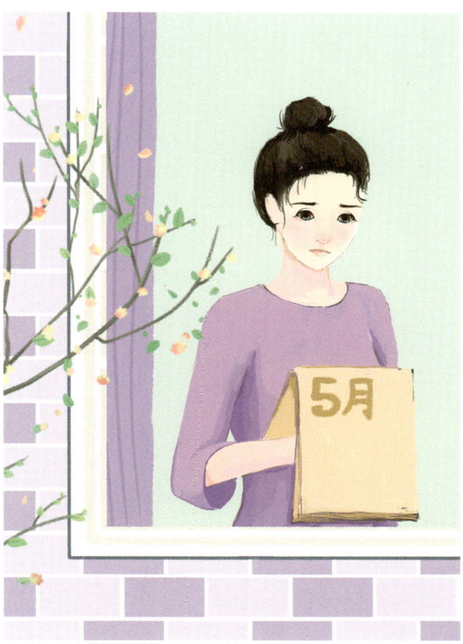

事实上，卵巢早衰的病因多样且复杂，且具有一定的遗传性。长期的精神刺激、愤怒、悲伤等不良情绪或者生活作息不规律，长期吸烟、压力过大、睡眠质量差等都会引发卵巢早衰，过度减肥也是其中重要诱因之一。

记录并关注自己的月经状态是每个女性都应该给予自己的关怀，对于有生育需求的女性更是如此。如果月经周期出现变化，甚至两三月不来，一定要重视，调整个人生活状态，必要的时候到医院就诊。没有生育需求的女性则需关注自身情绪、睡眠等是否有变化，激素本身波动很大，检查结果受情绪、睡眠等各种因素的影响，因此，不必格外在意单次检查结果，可调整状态多个月经周期复查。

现代医学将35岁以上界定为高龄，因此，我们建议女孩子尽量在最佳生育年龄完成生育目标。切忌一拖再拖，把年轻当做资本肆意挥霍。即使真的诊断卵巢早衰，也不必过分担忧，卵巢早衰不等于不孕，也不能和更年期划等号，切忌自行判死刑。只要及时干预，调整身体和心理状态，怀宝宝并不是不可能。

中医认为卵巢早衰往往是肝气郁结、肾精亏虚的表现，中药、针灸、按摩等方法对于月经的改善、症状的缓解都能有很好的效果。早衰的女性往往气血亏虚，肝郁气滞，因此，营养、运动和心情的调适也同样重要。

爱美、过度节食减肥已成为时代风尚，然而，闭经甚至早衰也往往随之而来，因此，树立正确的身体观、健康观十分重要。此外，也需要亲友、家庭、工作单位给予女性更多的理解和关怀。

# 合理饮食是女性必修课

中国中医科学院广安门医院食疗营养部主任 王 宜

谈到女性健康与饮食，我想起了德国西格费里德·梅林的话："一代又一代科学家不断地致力于研究，人的个人生活方式能够在多大程度上影响人的寿命？排除遗传因素和外界的影响，生活方式能够为预防疾病作出哪些贡献？如何能够有效地延缓衰老呢……"生活方式的养成往往与家里的女主人密切相关，女性具备健康知识，会给家庭成员培养好的生活习惯，女性健康带动家庭健康，小家健康带来大家健康。

培养好的生活方式从哪里做起呢？如今我们知道了答案。首先在于合理饮食。最近几十年来，大量疾病的发生与不合理的饮食或者说单一的饮食方式之间直接相互关联。毫无疑问，很多疾病都与不当的饮食摄取有关，例如糖尿病、高血压。体重超重导致的疾病会缩短预期寿命，降低预期健康水平。

我国的居民膳食指南明确指出，如何在日常生活中落实好、应用好"合理饮食"原则，是一门生活必修课，对于保障健康、提高生命质量至关重要。为此，我介绍几个简便易用的方法，即"九字一平衡"法：数数数、好好色、品品味，出入平衡。

"数数数"，即食物品种多样化。食物都含有丰富的营养素，各类食物的营养素特质不同，做到食物种类多样化、烹制的多样化，从而实现营养成分的丰富化，达到营养平衡。调整食物偏好，将偏爱的食物最后吃，防止吃过量，建立良好的饮食习惯不偏食，充分享受大自然赐予的食物。

"好好色"，即食物色彩丰富化。食物色彩有深有浅各有特点，不同色彩显示出不同特质的营养成分，膳食中关注各色食物，营养也就丰富"多彩"了。在中医学中有五色入五脏的说法："绿入肝，红入心，黄入脾胃，白入肺，黑入肾"。五颜六色食多样，呵护五脏养好生。

"品品味"，即食物五味均衡化(食物味道多样化)。食物的主要味道有"酸、苦、甘、辛、咸"五味，味道也意味着不同的主要成分特点和功能特质，"酸入肝、苦入心、甘入脾胃、辛入肺、咸入肾"，五味入五脏。五味均衡，尽量做到平日口味不偏食，饮食不过酸、过甜、过咸……，即不宜过多或偏食五味。五味调和，呵护五脏。

"出入平衡",即膳食的营养平衡、人体的摄入量与排出量的平衡。人体新陈代谢可产生400多种化学废物,每人每天要排出细菌、病毒、寄生虫卵等约400个,而人体大便中三分之二是杂菌和致病菌,如果24小时不能排出,它就能繁殖出2兆以上的病菌。营养摄入的同时,必须注重二便(大便、小便)的排出,排泄体内的废弃物就是人们常说的"排毒",这是有效预防疾病、净化身心、由内而外造就强健体魄的有效方法。"利二便"全面造就良好的生活习惯,有非常重要的意义。

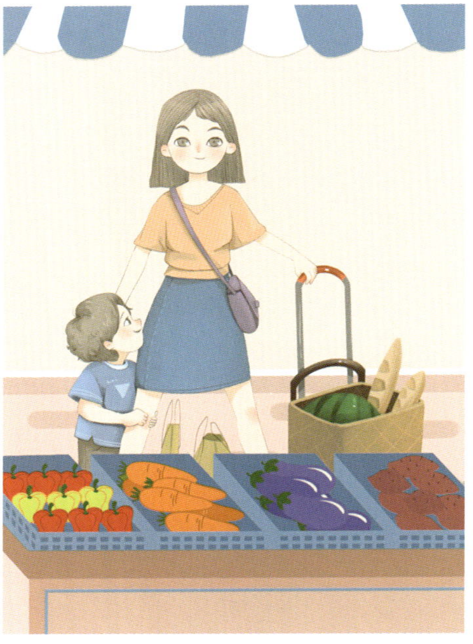

家人健康的体魄与科学的生活方式密切相关,女性朋友作为家庭的核心肩负重任。从日常生活小事做起培养好习惯,建立良好的生活方式,家庭会健康,无数个家庭的健康将会全民健康,真正实现"健康中国"的目标。幸福是奋斗出来的,我们也要有健康的身体享受美好生活。

一辈子健康地吃、健康地生活:生活方式早在孩提时代和青年时代就已被确立起来。母亲在怀孕期通过摄取食物为胎儿的营养供给奠定基础。新生儿通过母乳得到了极其重要的抗体。在经历生长期、成年期、老年期的过程中,我们身体对食物的需求总是在不断变化,因此,我们有必要丰富营养知识,更好地满足不同情况下身体对食物的需求。

# 内协调了，外才顺畅

北京协和医院内分泌科主任医师　伍学焱

一点也不夸张地说，内分泌系统对你我的影响可以说是从头顶的发梢到足趾尖儿，无孔不入地影响人体的每一个细胞。

正因为内分泌系统的作用对我们如此的重要和广泛，日常生活中，轻至影响到外表美观的脱发、暗疮，重到月经周期紊乱不能生育，甚至危及生命的恶性肿瘤，我们常常将其说不清道不明的复杂原因都甩锅给了“内分泌失调”，但却往往又“八九不离十”，真的能找到与内分泌有蛛丝马迹的关联。一方面，“内分泌失调”，尽管它不是一种规范的医学上的诊断名词，但已成为日常生活中人们彼此间谈论健康问题时的一个常用词汇。说明了我们对内分泌与健康的关系越来越关注和重视；另一方面，人们谈激素色变，视激素为洪水猛兽，不少需要胰岛素治疗的糖尿病患者，因各种“理由”极其不明智地拒绝胰岛素治疗而加重病情，或激素水平低下需激素生理性补充治疗以维持健康的病人，因擅自停药危及生命。这又反映出了个别人对内分泌-激素知识的贫乏和无知。

人体有两大调节系统：其一是神经系统，另一个就是内分泌系统。可能我们都有过这样的经历，就是当医生用小锤轻轻敲打在你的膝关节某一特定位点时，小腿就会不由自主地上抬，这就是敲打的刺激，沿着有如电话线一般可见的神经束传导至下肢肌肉所做出的反射。因此，神经系统的结构和功能，类似有线的电话；内分泌系统的构成范围广泛，包括下丘脑、垂体和外周腺体如甲状腺、性腺（男性睾丸或女性卵巢）和肾上腺，以及各种内分泌组织如胰腺中的胰岛、脂肪、血管内皮和皮肤等。其功能发挥，却看不见，摸不着。似是来无影，去无踪。就像手机一样，我们看不见手机之间的连接，但一旦拨入一个有效号码，某一特定的手机就会应答，这就是电磁波的作用。激素就是内分泌系统的电磁波。内分泌系统之于我们身体的运转，是如此不可或缺。它全程主导我们生命。胚胎期的性别形成，儿童期的生长，青春期的发育，成年期的生殖和暮年的衰老都离不开内分泌激素的幕后操作。

此外，内分泌系统还和神经系统以及免疫系统形成紧密的联盟，医学上称之为神经-内分泌-免疫网络。恰似你中有我、我中有你的世界命运共同体。

精神紧张本是神经系统的症状，但可潜移默化地扰乱我们的免疫系统的功能，导致针对自身内分泌器官的攻击，进而广泛、深远地影响到内分泌系统。职场女性十分常见的甲状腺功能亢进症，以及卵巢早衰等自身免疫性疾病，正是与长期的精神压力密切相关；反之，疾病所致的女性卵巢早衰或更年期时，体内雌激素陡然降低的内分泌变化，也往往会改变身体的免疫状态，并牵连出脾气和心情明显改变的神经系统症状。

就像当今现代年轻人，生活中不使用手机那样不可想象；“内分泌协调”，也就是说内分泌系统功能的平衡，对于一个人的健康来说，同样不可估量！

# 养出美人骨

北京大学人民医院创伤骨科主任医师 徐海林

常常有人说，美人在骨不在皮，但却很少有人能够说明白“美人骨”是什么。

美人骨这一概念最早出自明末文学家冯梦龙编纂的白话短篇小说集《醒世恒言》，书中第一卷记录了这样一段话：“美人骨，世间罕见。有骨者，而未有皮，有皮者，而未有骨。世人大多眼孔浅显，只见皮相，未见骨相。”此种美人骨意指女子美在优美的体态、风貌，而非肤浅的装束和皮相。到了近现代，有人将锁骨指称为美人骨，将其分为了“U”形、翅膀形和“一”字形三种类型。之所以锁骨得此嘉名，盖因鹅颈下的一抹最是妩媚雅致。

或许您会更加迷惑了，到底什么是美人骨？这两个概念并不冲突和矛盾，都强调了女子健康的体态和优雅的风姿。女人在追求内在美的同时，当然不会忘记对外在自然美的追求：善养美人骨，做内外兼修、自信美丽的女人。

那么如何温养美人骨呢？需要遵从以下几个原则：保持骨量的正常；养成良好的、正确的锻炼方式，合理减脂塑形；日常生活中保持良好的体态、姿势；抵御关节疾病的袭扰。

女性的雌激素对骨骼有保护作用，能够减少骨的吸收和破坏，维持骨的稳定。在绝经之后，女性雌激素分泌减少，容易罹患骨质疏松，此时，应当在医生的指导下适当地服用维生素D和补钙的药物以保持正常骨量。另一种预防骨质疏松的简便方法是晒太阳，阳光中的紫外线有助于维生素$D_3$的合成，从而促进骨骼的生成，当然，晒的方法要科学，不要隔着玻璃晒，在中午前后晒，每天半小时就可以。

有些女性为了追求所谓的骨感，采用节食的方式控制自己的体重，这无疑会给身体造成巨大的伤害。真正的骨感是匀称有致的健康美。通过正确的锻炼能够有效塑形减脂，在保证健康的同时，还能够使身形更加优美。所有的锻炼都建立在有氧运动和核心肌群的基础上，这两者能够增强心肺功能和使你掌握正确的发力路径，保证锻炼中的安全。如果需要美化某个部位的线条，可以做一些针对性的锻炼，比如增强胸部肌群和肩部肌群的锻炼，可以使锁骨曲线更明显。与此同时，有研究证明，青年时期坚持运动能够减少中老年时期的骨量丢失。

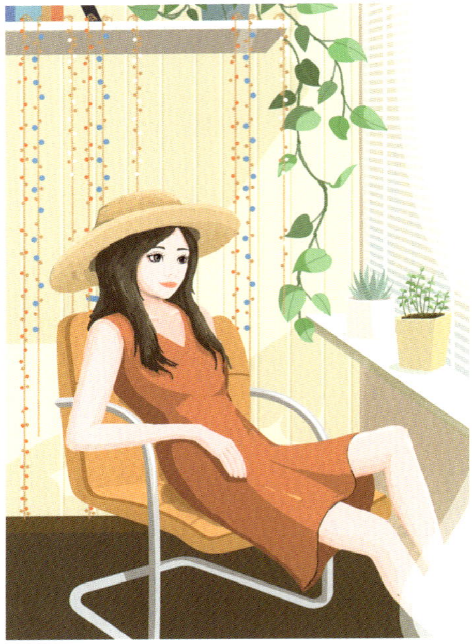

骨骼的位置还受到肌肉等软组织的牵拉影响，所以，保持良好的姿势对于骨的稳定和健康的体态有着重要的作用。长期从事重体力活和长期保持一个姿势工作的人需要注意自己的颈椎、腰椎损伤，除了锻炼增强肌肉力量以外，还需要注意使身体处于一种生理状态的姿势，比如挑选合适的桌椅、工作一段时间后起来活动活动、保持身形挺拔等等。不正确的姿势容易使肌肉疲劳或无力，产生颈肩痛、脊柱曲度减少等疾病。

当我们拥有了健康的骨骼和优美的体态后，还需要警惕关节疾病的袭扰，轻者疼痛，重者关节畸形。平时注意保暖，尤其是膝部，尽量不穿露出膝关节的裙子，冬季可以穿带有红外线加热的护膝；运动的时候量力而行、掌握正确的锻炼方法，不因过度劳累和错误的方法致使关节受损，减少非必要的上下楼梯运动，蹬车和散步是比较好的方式；一旦出现症状，及时就医。

足踝关节的健康不容忽视，一旦足踝的力线出现问题，整个人体的承重路径会发生改变，轻则造成关节的磨损和软组织的疲劳，重则导致脊柱侧弯和骨盆倾斜。足踝部位的保护首先是注意预防踝关节的扭伤，比如少穿高跟鞋；其次是选择合适的鞋子，避免因脚受到不当的压迫而导致踇外翻和平足。

善养美人骨，做自信、优雅、美丽的女人！

# 护心，什么时候都不算晚

北京安贞医院心内科主任医师 刘梅颜

2020 年一定是难忘的一年，新型冠状病毒肺炎来势汹汹，席卷全球。暴发的疫情以一种特别的方式提醒每一个人，生命如此宝贵，健康如此重要，自身和家人的健康是幸福的根本。作为医生在临床一线，我们看到良好的心理和心脏状态是新型冠状病毒肺炎康复的重要条件，也是所有疾病康复的基本因素。

心血管疾病与心理情绪问题关联密切，最新资料表明，在心内科门诊患者中心理问题发生率为 15%～30%，在住院患者中的发生率进一步升高，尤其是对于因心脏急症住院的患者，共病的发生率可达 60%～75%。在心理异常的患者中，初发和再发心血管事件的相对危险度明显升高，与已经明确的冠心病危险因素相当。除临床常见的典型抑郁症和焦虑症外，很多心内科患者心理疾患的相关症状并不典型，这些共病患者治疗效果较差，心血管事件的发生率明显增高。其机制可能与自主神经活性改变使血液处于高凝状态、炎性反应增强有关。同时，此类患者更容易具有不良医学行为，如依从性更差、更难戒烟和更难坚持锻炼等。因此，对待健康要关注心血管和心理的双重健康，应该认识到单纯预防治疗心血管疾病的措施通常作用有限，需要结合心理情绪因素的干预和保护。

如何从日常生活中入手，管理好心脏和心理的系统健康？给大家几个小建议供参考。

## 1. 合理的膳食结构

吃是防止抑郁症再发的很好选择，适当吃些甜品、喝些果汁，能使心情放轻松。甜食或酒精，可快速提升脑中的血清张力，使神经系统暂时得到舒缓，暂时缓解焦躁不安和沮丧无助的情绪。多糖类食品如全谷米、大麦、小麦、燕麦、瓜类和含高纤维多糖蔬菜与水果等更有利于改善精神状况。富含色氨酸食品是制造情绪激素的原料，如香蕉、奶制品、火鸡肉等，有助于安定情绪。

酒精能使人暂时逃避问题和烦恼，由酒精激发的轻松感和自信是短暂的，问题会不断蔓延滋生，带来更深的抑郁或焦虑。长期饮酒有害无益，尤其是对心血管系统和神经精神心理状态会产生较大损害，应限制酒精饮料摄入。

## 2. 注意运动和睡眠

生命在于运动，睡眠帮助机体修复。心脏的健康需要规律的活动和锻炼，也是提高免疫力延缓衰老的必要条件，但如果睡眠不佳，食欲不振，日常活动耗尽了的精力，听任自己处于不良的生理状态，很容易出现低落情绪。失眠也可以是低落情绪的后果，反过来又能诱发抑郁。应该养成良好的睡眠习惯。运动可预防抑郁症的发作，在增强体力的同时迅速改善情绪状态。

## 3. 做自己喜欢的事情

抑郁常导致自尊心的下降甚至自暴自弃。抑郁患者往往过低评价自己，贬低自己，拒绝应得的欢乐。即使在情绪正常的时候，也总是觉得自己没有资格享受欢乐，总是把别人的需要放在第一位，不给自己留下一点时间和空间。欢乐能预防发生心理障碍，无论工作多忙，也必须找时间来让自己轻松一下，做一点能使自己高兴的事情。眼前的欢乐能帮助你预防未来的抑郁。

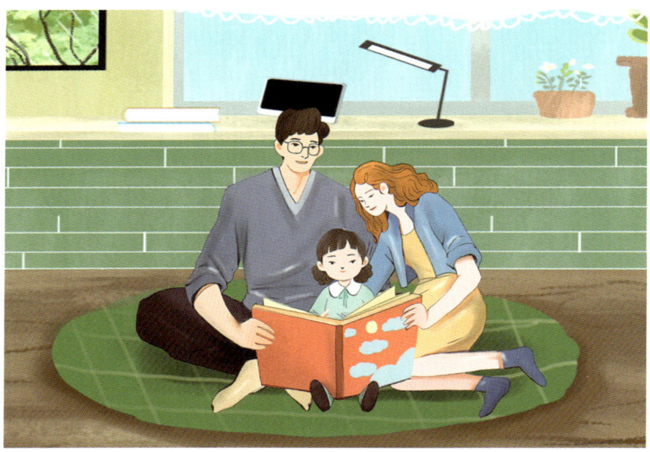

## 4. 建立良好的人际关系

现代生活忙碌、紧张，对于心灵的关爱往往不够。心理的抑郁会带来生理的不适，良好的人际关系，有可以信赖的家人、亲戚或朋友，是防止抑郁或焦虑的最重要保证。可以依靠的人际关系，提供感情支持度过心理上的难关，在生活中非常重要。

总之，关注心血管疾病和心理健康，全面综合地考虑心身平衡的问题非常重要，护心什么时候都不算晚，让我们一起努力建立心脏与心理的和谐状态，才能实现真正意义上的健康。

## 养脾胃就是美颜

北京朝阳医院消化内科主任　郝建宇

爱美是女人的天性，每个女人都希望自己可以美丽动人、永葆青春。相比于外用的保养品，调整好身体的内环境平衡，显然是更直接有效的美容养颜方法。

相信大家都对“脾胃为后天之本”这个说法不陌生。诚然，养好脾胃不仅能让我们的身体更健康，对调整面容气色更是有着不可小觑的作用。如果脾胃出现问题，肌肤也会跟着没有光泽，面色暗淡，整个人也会显得比较虚弱，没有精气神，即使是年轻的女性也会尽显老态。而脾胃健康时，我们的皮肤会更加有光泽，即使是上了年纪的女性，也会看上去容光焕发。所以，如果女性朋友们想要在健康的同时美容养颜，拥有由内而外的美貌的话，就要养护脾胃。

养脾健胃最关键的就是饮食了。饮食分为两部分，一个是饮，一个是食。

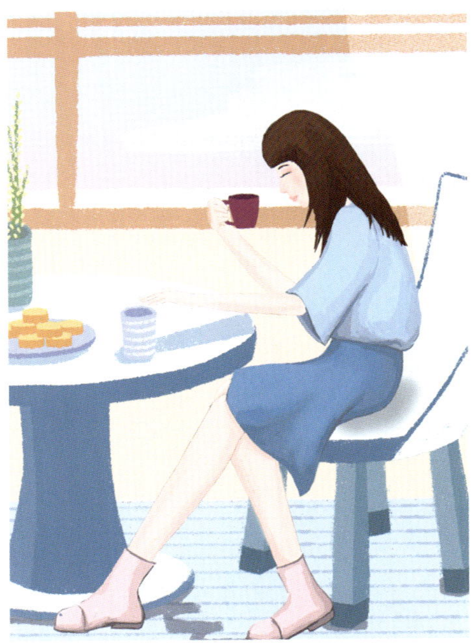

“饮”对于养护脾胃有着重要的作用，想要脾胃变得健康就要避免刺激，要尽可能少饮用寒凉的饮品、含咖啡因的饮品以及甜度高的饮品。最好的选择就是温热的白开水。如果觉得只喝白开水没有味道，不能很好地坚持，也可以适当选择一些对脾胃刺激较小的花果茶。

“食”对于养好脾胃的重要性更是不必多说，作为主管食物消化和吸收的器官，所有食物的刺激将全部作用于消化道，所以，“食”更是要谨慎小心。最重要的一点就是进食要规律，很多人因为工作原因而不按时吃饭、饥一顿饱一顿、暴饮暴食等等，这些都是极不可取的。其次就是食物的种类，对于脾胃相对较虚弱的人群来说，生冷、油腻、辛辣刺激的食物一定要少吃，最好是不要吃。这类刺激的食物不但会加重消化道的负担，对消化道产生刺激，增加消化道炎症及溃疡的可能性，有些还会导致代谢性的问题，引发肥胖等情况。想要健康和美丽的女性，要多食用对脾胃有养护作用的食材，如山药、薏苡仁、鸡肫等等。

除了饮食，养护脾胃最重要的就是愉悦的心情了。中医上说思伤脾，就是说过度的思虑会对脾胃造成损害，可见保持愉悦心情对养护脾胃的关键性。现如今，消化道被称为人类的第二个大脑，而消化系统疾病一般都是身心疾病，心理因素对消化道系统的影响可见一斑。当今社会节奏快，生活压力大，尤其是职场女性，难免会有被不良情绪影响的时刻。这些情况都是正常的，需要我们能够自我调整，不要长时间沉浸在不良情绪中。比如可以多做一些运动，瑜伽、慢跑、散步都是不错的选择。这样既可以缓解压抑的心情，又可以帮助胃肠运动，可谓一举两得，而如果不能很好地调节自己的不良情绪，则会伤害脾胃，从而影响健康。

由此可见，良好的生活习惯、规律的作息、健康的饮食、愉悦的心情，都是健脾护胃的法宝。只要平时多加注意，相信每一位女性都可以变得更健康、美丽。

# 健康之美箴言的三个故事

北京中医医院脾胃病科副主任医师　李　博

“不战而屈人之兵，不药而疗人之疾。”面对女性健康问题，我最想送给你的是三个故事包含的三句话。

### 第一个故事：淑女养胃法

小夕（化名）是一个白领，颜值高，身材好，看上去温文尔雅，一说话却暴露出女汉子的本性。也不知道人类进化到今天，为啥有这么多外表温柔的女孩子，却是行动上的女汉子或者说是虎妞。“大夫，我的胃病就是因为我是女汉子吗？”

我郑重地点点头。医生的职业使我阅人无数，我看了这么多年病，90％的胃病患者都是“女汉子”的性格，“淑女”极少来找我。

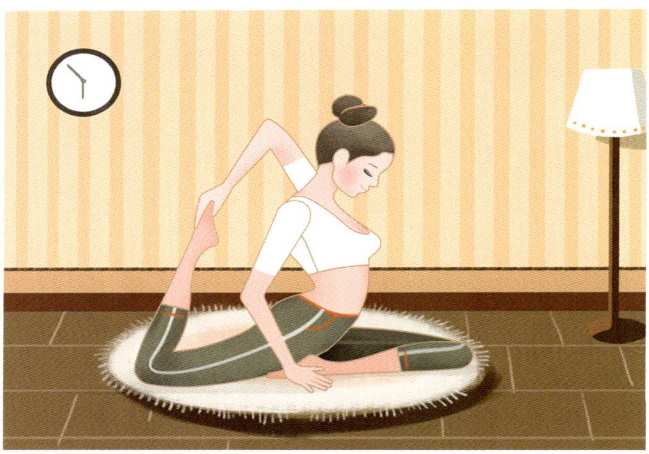

胃肠道受交感神经和副交感神经支配，两种神经互相制约，维持体内的阴阳平衡。交感神经类似于中医学中的阳，起主动作用，交感神经兴奋会抑制副交感神经，而副交感神经相当于中医学中的阴，当交感神经不兴奋时，它才有机会兴奋。

我们紧张焦虑的时候，心脏会加速跳动，就是交感神经在起作用，这时候交感神经兴奋了，副交感神经就被抑制了。然而，副交感神经才是胃肠运动的“正能量”,副交感神经兴奋能促进胃蛋白酶原的合成,促进胃肠动力,进而促进消化。

当我们大声说话,行动急躁,表现得不淑女的时候,就是交感神经兴奋的时候,副交感神经相应地受到了抑制,导致胃蛋白酶原分泌不足,胃肠蠕动减慢,消化和吸收也就随之变差。这也是中医肝郁脾虚和心脾两虚的道理。

所谓“淑女养胃法”,就是要像淑女一样生活,一言一行都温文尔雅,有条不紊。虽说江山易改本性难移,但性格和习惯也是可以矫正的。性格决定疾病,性格决定健康。调整性格可以恢复健康。学会淑女养胃法,胃病会好得更彻底,而且胃口好的人,皮肤不会差,会特别的美。

**第二个故事:发自内心的美**

“什么是美?”很多人觉得很迷茫,“女性的美,外表固然重要,但内心也同样重要,当然身体最重要。也就是说,女性的美来源于三个方面:身体、内心、外表。排在第一位的是身体。”“对呀”,小凡说,“你看,我用了高档的化妆品”。“不是的,小凡,那是外表美。身体美指的是健康的美。我知道很多女孩子为了化妆品可以节衣缩食,但这个得不偿失,只有把每顿饭都吃好了,身体才会由内而外地焕发活力。‘仓廪实而知礼节’,对于身体来说,‘脾胃实而美自溢’。就是说,只有吃好了,气血充足才能更美。”

第二个美,是心灵的美。为人善良,积极正能量,还善解人意,懂得美,情商高,能够配合的美,是从内心而来的。

第三个美,是外表美,包括化妆品、服装等,我没有说这些不重要,而是说,这三个同等重要,但是有一个基础的问题是,失去了第一个美,后面的美犹如无源之水,失去了前两个美,第三个美就是空中楼阁,所以,要保持你的美,得从三个方面入手:心灵美需要自己修炼,外表美需要自己花钱购物并学习,你已经做到了,那么我就来教你第一个美,保持身体美。这里面最关键的是饮食的习惯和重视。规律运动,三美同修。改变理念,健康相伴。

**第三个故事:医患共建的三重境界**

要知道,什么是真爱,那就是“时间”和“实践”,这两个同音词,对健康保持真爱,是我们保持健康青春的源动力,也是能够真正健康的秘诀。我是一名医生,愿与大家一起奋斗,就是让健康对疾病的防线前移,不战而屈人之兵,不药而疗人之疾。医患诊疗从第一层境界的缓解症状,到第二层境界的回顾病史,预测未来,再到第三层境界,医患共建主动出击,防患于未然,恢复自身能力,携手健康未来。

# 治未病胜过治已病

北京中医药大学东方医院亚健康科主任　彭玉清

“天下莫柔弱于水”，水是生命的起源，滋养万物，秀丽江山。上善若水，水是善良的，善利万物。滴水穿石，水又是潜藏着无穷的力量的，可以以柔克刚。水是源远流长的，长流不衰。

女性如水，似水柔情，因柔而妩媚；女性如水，孕育生命；女人如水，博爱包容，因柔而化解；女人如水，因柔而坚韧；女人如水，柔韧不折，所以，女人抗打击，寿命比男性长。女人是水做的，清爽圣洁，肌肤水嫩，身姿窈窕。女性是人世间最美的造物，是造物主的馈赠。

女性的得天独厚来自于女性的阴柔，中医认为女人以肝为天，以血为用，在女性的性衰老与人体的生命体衰老的进程中，主要为肝调控。

肝的主要功能有两点，肝主藏，肝主疏泄。两者互为使用，肝藏血，生血，为肝疏泄功能提供物质基础。肝性刚烈，主动主升，主疏泄，又需依赖肝血的滋养才可柔和。

“凡脏腑十二经之气化，皆必藉肝胆之气化以鼓舞之，始能调畅而不病”（《读医随笔・卷四》）。

肝主疏泄是人体的最重要的生理功能，包括舒泄气机，调节情志，“七惰之病，必由肝起”（《柳州医话》）。何梦瑶《医碥》言：“诸郁源于肝”。肝失疏泄而情志异常，称之为因郁致病。所以，《医偏・杂证》云：“百病皆生于郁……郁而不舒，则皆肝木之病矣。”

肝主筋，包括肌腱韧带，皮肤黏膜、血管内外膜、眼角膜等结缔组织成分，均由肝所主，需要肝气舒泄肝血濡养，才可以柔韧有弹性。

肝主疏泄功能促进消化吸收，通过协调脾胃的气机升降和分泌、排泄胆汁而实现的。

肝主疏泄功能在女性最重要的功能是调节性与生殖，妇女经、带、胎、产等特殊的生理活动，离不开肝血的滋养，肝气的舒泄。妇女一生以血为重，由于行经耗血，妊娠血聚养胎、分娩出血等，无不涉及于血，以致女子气有余而不足。

肝的经脉是人体最长的经络之一，从头到足遍及全身，甲状腺、乳腺、肝胆、卵巢子宫都在肝的经络上，如果肝气郁滞，血瘀经络，会出现增生肌瘤。

肝与女性衰老密切相关，女性42岁，肝血始衰，步入人体的衰老进程。生育能力下降，“目始不明”“筋不能动”是人体最先出现的衰老表现。

因此，养护肝气，滋补肝血，是女性一生中最重要的内容。

如何养肝，保养精血，是一项庞大的课题，涉及心理、生理，重要生理阶段，如青春期、生理期、妊娠产后期、更年期，关乎生活起居、饮食运动、精神调治等策略及方法。了解自己，把握环节，学习正确的养生理念及方法，在生活中一点一滴的细节做起，坚持不懈，就一定能成为女性中的姣姣者，成为人生的赢家。

# 女人要先爱自己

解放军总医院第三医学中心急诊科心理医师　史　宇

现代女性有多重身份，你是女儿、是妻子、是母亲，也很有可能是女企业家、公司高管，或者是白领。女强人或是强女人的话题一度成为讨论的焦点，可是女性在职场越来越忙碌的同时，家庭对女性成员的要求却没有减少。所以，女性确实较以往更加忙碌，不仅在职场拼搏还要兼顾家庭努力成为好妻子、好母亲，压力也比过去大了很多。有时，我们为了工作或是家庭终日忙碌，渐渐地却把自己给忘了。

有一位女士和丈夫是读博时的同学，毕业后两个人事业方面发展得都很不错，后来孩子逐渐长大，二人决定送孩子去国外读书，放心不下孩子的这位女士权衡再三最后还是辞去了高薪的工作，去做一位陪读妈妈。都说要对孩子保持平常心态，不能要求太高，可是这位女士放弃了百万年薪的职位，以及自己事业上的所有可能来全职陪读，所以，对孩子的期望特别高，孩子稍有懈怠妈妈就会先崩溃掉。这位女士几乎把所有心思全部放在了孩子身上，也没心情打扮自己，即便有时间也懒得敷一片面膜，有几个新结识的“朋友”也是孩子班里其他同学的妈妈，大家聚在一起聊得全部都是孩子，几年过去了，大家甚至都不敢想象，她原来在职场上曾经是怎样的叱咤风云。当然，曾经的同事再次遇见她，也很难相信眼前这位不修边幅的妇女竟然是她。

这是为了孩子、为了家庭“失去自我”的典型，可是，这位女士付出这么多结果真的好吗？先不说她的孩子成绩如何，至少是母女关系非常紧张，因为女儿正值青春期，她认为母亲只要成绩，不爱自己。孩子经常会惹恼她，她打电话给国内的丈夫抱怨，丈夫听到的大部分是负面情绪也很烦躁，所以，夫妻关系也出现了问题。

为他人哪怕亲人如丈夫、孩子倾尽自己的所有力量，真的好吗？一个不懂得爱自己的女人，没有未来。孩子被唠叨和训斥淹没，丈夫也认为妻子负能量太多了，所以，这位女士付出再多对方很可能也不会领情。付出太多同时失去了自我，自己辛苦，也会给对方太大压力，透不过气来，所以，有如下建议送给女性朋友们。

首先，在一个家庭当中最好要保持每个人的独立性，万不得已的情况下尽量不要出现一个牺牲者，那样其他人欠你的情分太多了还不完，你会委屈，别人也不安。

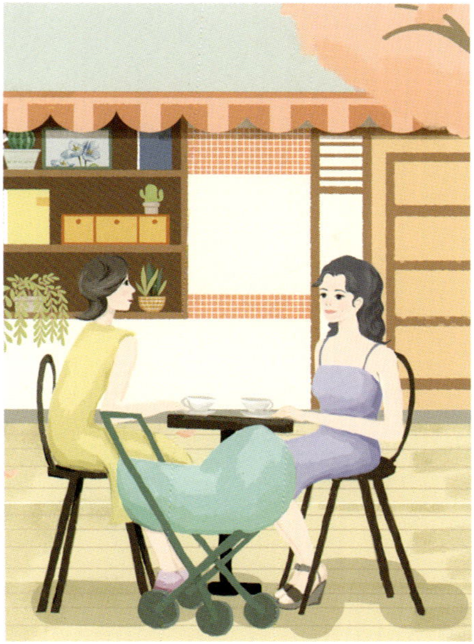

其次，无论家庭多么需要你，也要留给自己一个私人时间。可以用来去做自己想做的事情，例如，插花、画画、舞蹈或者是其他任何你喜欢做的事。也许这段私人时间并不会很多，但是哪怕一周有 2 小时也是很棒的事。

再次，不要停止对自己的投资，因为你值得。无论多大年龄都值得拥有美丽，年龄只是一个数字，一个符号，年龄也从来不会成为女性放弃追求美好的理由。

最后，保持积极乐观心态也是必不可少的。内外兼修，拥有美好的外貌，同时也需要一颗美好的心灵。无论经历过再多挫折，依然会对世界回报善意，才是真的可敬和美好。

总之，懂得爱自己的女人，更值得被爱。希望各位女性朋友好好爱自己，才会更有力量爱别人。

科学预防新型冠状病毒肺炎——和渝斌主任医师

# 附　录

## 中国首届美容养生高峰论坛在北京人民大会堂举行

2015 年 1 月 5 日，中国首届美容养生高峰论坛在北京人民大会堂隆重举行。本次高峰论坛由人民日报社健康时报与莎蔓莉莎美容集团共同举办，原卫生部副部长殷大奎和相关专家等 3000 余人参加活动。论坛由凤凰卫视著名主持人吴小莉主持，现场嘉宾围绕新时期中国健康美容产业如何持续良好发展、如何做大做强、走出国门争当世界一流美容企业等议题进行观点碰撞，并和与会嘉宾热烈互动。

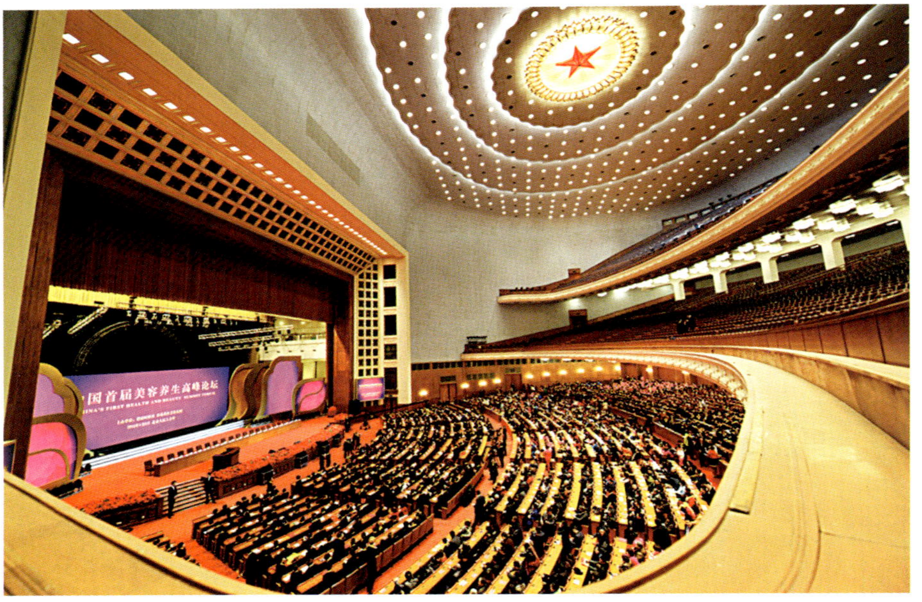

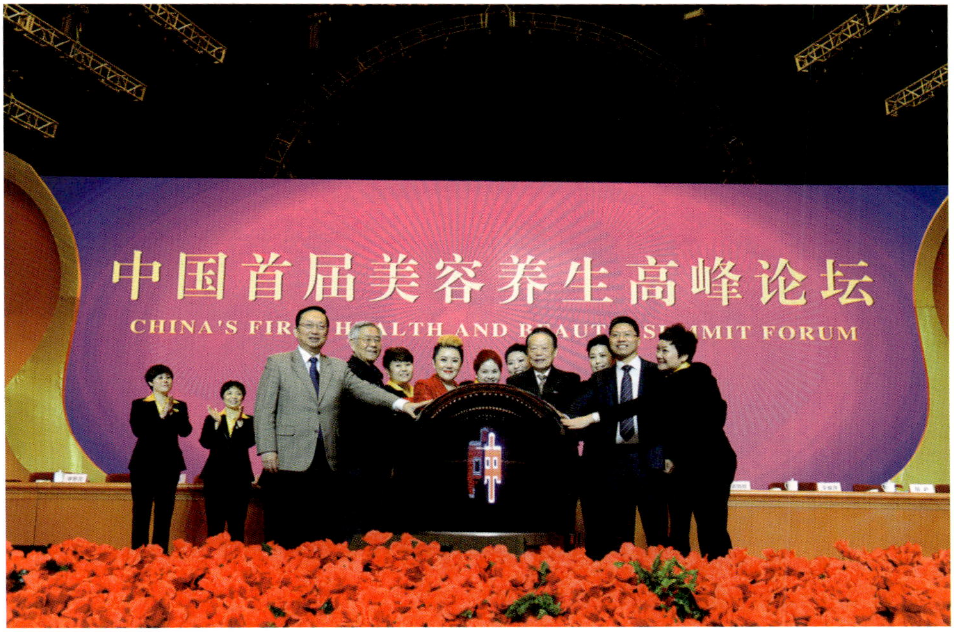


原国家卫生部副部长、中国医师协会名誉会长殷大奎，国务院新闻办原副主任杨正泉，莎蔓莉莎集团创始人、瑞德青春大健康管理中心总裁庄玲，人民日报社《健康时报》总编助理、健康中国年度论坛秘书长李晨玉等在高峰论坛

## ❖ 首届健康中国·女性美丽健康促进工程论坛暨瑞德青春(珠海)健康管理项目启动仪式

2018年5月4日，由人民日报社《健康时报》、瑞德青春(珠海)健康管理中心联合主办的"首届健康中国·女性美丽健康促进工程论坛暨瑞德青春(珠海)健康管理项目启动仪式"在珠海隆重举行。会上发布了"健康中国·女性美丽健康促进工程"内容报告：通过健康教育、疾病筛查、公益慈善、健康管理、健康调查、国际交流等方式，全方位为广大女性的美丽健康护航。

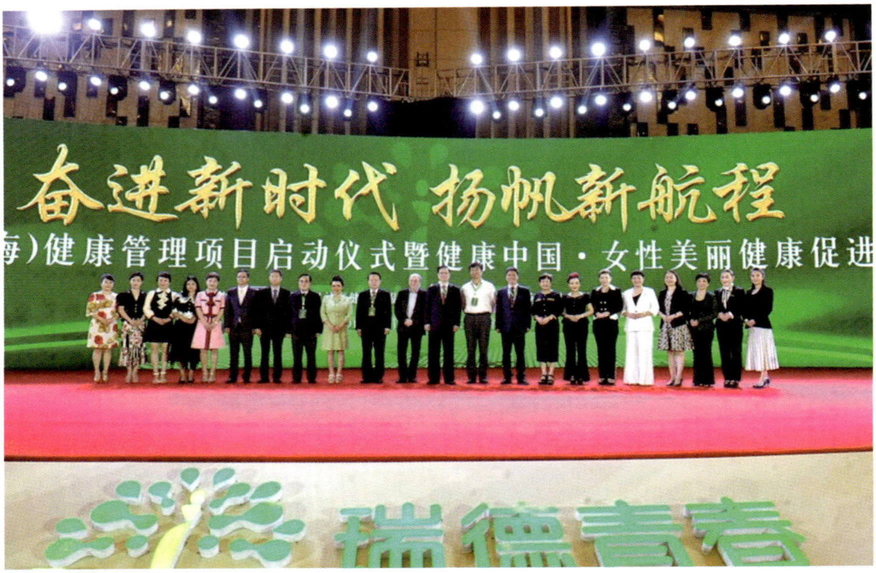
奋进新时代 扬帆新航程
海)健康管理项目启动仪式暨健康中国·女性美丽健康促进
瑞德青春

原国家卫生部副部长、中国医师协会名誉会长殷大奎，国家科技部原副部长吴忠泽，瑞典诺贝尔医学或生理学奖选举委员会主席、世界顶级科学家、诺贝尔生理学或医学奖选举委员会原主席麦格努斯·诺登寿德，中国妇幼保健协会会长陈资全，中国健康教育中心、卫生部新闻宣传中心原副主任陶茂萱，莎蔓莉莎美容集团创始人、瑞德青春大健康管理中心总裁庄玲，人民日报社《健康时报》总编助理、健康中国年度论坛秘书长李晨玉，以及莎蔓莉莎企业部分高管合影

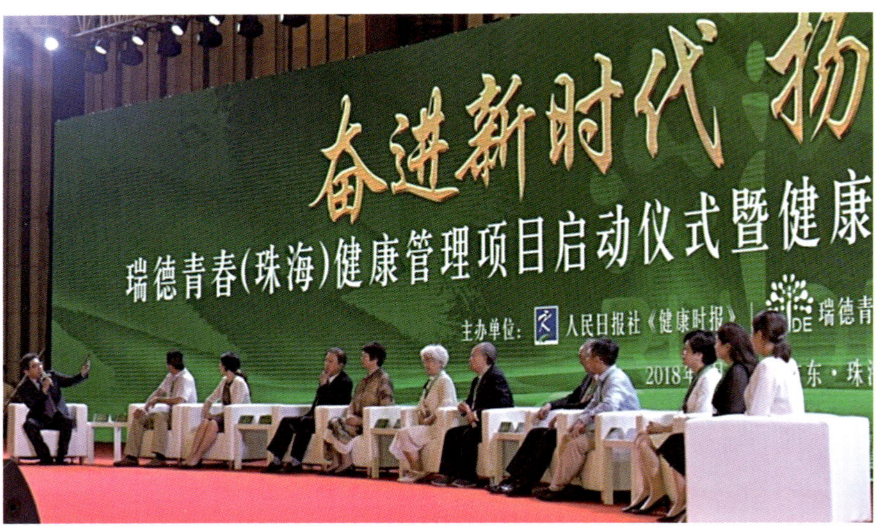
奋进新时代 扬
瑞德青春(珠海)健康管理项目启动仪式暨健康
主办单位：人民日报社《健康时报》
瑞德青

来自皮肤、抗衰老、营养、中医、心血管、妇科、肿瘤、心理等领域的众多专家一起精彩互动

健康时报　服务·活动　19

2018年5月15日　星期二　编辑　张爽　美编　张霞
编辑电话:(010)65369670　E-mail:jksb19@jksb.com.cn　与健康专家面对面

女性:
# 好看的外表　有趣的灵魂

健康时报记者　郑新颖　董颖钰/文　牛宏超/图

**美丽女人**
**能吃会动身体好**

全国政协委员、中国中医科学院广安门医院食疗营养部主任王宜说："女性要饮食平衡又健康，我送给大家九个字诀：数数数，好好色，品品味。"

"数数数"就是数数每天吃下去的食物种类数量要多而杂，保证多样化。"好好色"是使食物颜色绚丽起来，确保营养素丰富。"品品味"就是食物的"酸甜苦辣咸"五味均享。注意烹饪技巧，少盐并非寡味，少油并非不香。让我们的餐桌"五颜六色"，五味俱全，种类多多健康就会到来。

不做"大腹婆"，要做"小腰精"；不做黄脸婆，要做颜如玉。解放军309医院营养科主任左小霞生动地概括出了美丽女人的"二要二不要"。她表示，一个成功女性不光要有高情商、高智商，还要有高健商，即管理自己健康的能力。体现女性魅力的标签之一是身材，但好身材不是越瘦越好，而是苗条又丰满。女性别为了节食吃得太素，这样不仅容易贫血，还会长出难看的色斑。另外，要做"颜如玉"就要保持好心情，注意保养，半夜还在刷手机、看微信，这样就不能保证健康了。作为女性，要吃好人生中的每一顿饭。一顿饭的作用是微乎其微，常年累月吃下去，吃对了就是营养素，吃错了就是"慢性毒药"。

"只要有运动的想法，随时都可以运动，所有人都不妨试试碎片式·微运动。"北京小汤山医院有氧运动中心主任牛国卫在活动现场教给了大家一个一分钟心率自测的小妙招。首先把两手伸出来，五指分开，双手轻轻合上，做一个快速的搓动，若手发烫两个手可以分开，一分钟后，再赶快摸一下心率，此时呼吸节奏加快了，这个过程也就是一个简单的碎片化运动。这个运动能在短时间内，在安静的状态下让心肺启动起来，起到锻炼心肺功能的作用。其实女性健康管理随时随地都可以，并不一定要去健身房才行。

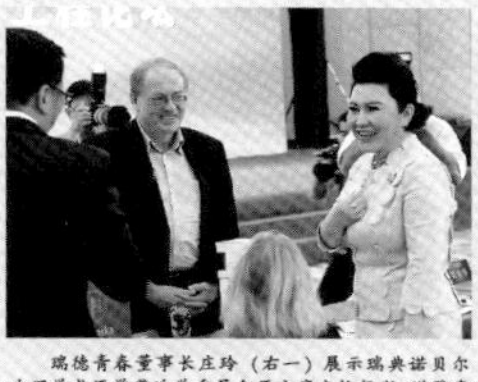

瑞德青春董事长庄玲（右一）展示瑞典诺贝尔生理学或医学奖选举委员会原主席麦格努斯·诺登寿德教授（左二）赠送的诺贝尔奖章纪念品

活动背景：5月4日，由健康时报社、瑞德青春（珠海）健康管理有限公司联合主办的"瑞德青春（珠海）健康管理项目启动仪式暨健康中国·女性美丽健康促进工程论坛"在珠海举行。健康中国·女性美丽健康促进工程将在全国范围内通过健康教育、疾病筛查、公益慈善、健康管理、健康调查、国际交流等方式，全方位保护女性健康。

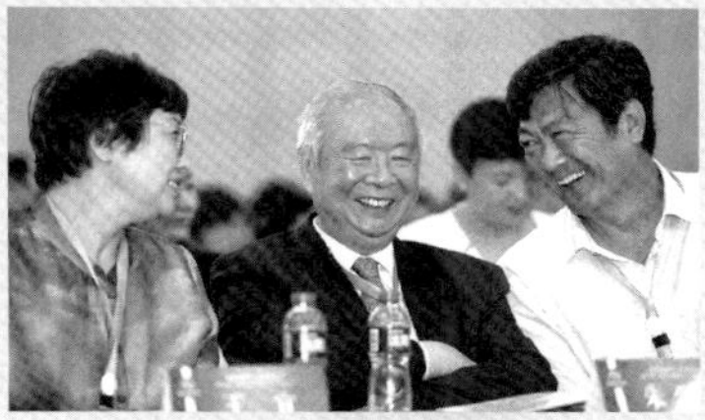

中国中医科学院广安门医院食疗营养部主任王宜（左），中国医师协会皮肤科分会名誉会长、北京大学第一医院终身教授朱学骏（中），中国健康教育中心原副主任陶茂萱（右）参加会议

**魅力女人　睡饱防晒勤护肤**

"现代女性要学会做个睡美人。"曾担任过朱德、华国锋等多位国家领导人专职保健医的胡维勤老先生表示，女性要美丽首先要保持充足的睡眠。晚上10点到早晨6点是睡眠最好的时间，每天最好睡够七八个小时。如果你睡的不好，可以晚上喝碗小米粥，或者睡前喝杯蜂蜜水等。6片维生素E可以助眠，如果睡眠还是不好，可以用中药调理。

"我们常形容女性如花似玉，所以如何对鲜花'保鲜'是个问题。"北京大学第一医院终身教授朱学骏表示，皮肤护理有三个要素：清洁、保湿、防晒。首先，清洁别过度。清洁时建议用温水及偏酸性的洗面奶，别用碱性肥皂。其次，保湿要做好。护肤品一定要坚持用，但不必追求奢侈护肤品，自己用了合适才是最重要的。第三，防晒不能少。女性出门时要抹一点防晒霜，上班族用SPF15的产品就够了。中国女性认为皮肤越白越好，所以喜欢使劲往身上涂防晒霜。但是，防晒太过会影响钙吸收，老了易发生骨质疏松。

人生最大的幸事是晒健康，提升女性健康魅力，瑞德青春（珠海）健康管理有限公司董事长庄玲表示，每个人都是自己健康的第一责任人，因此女性要行动起来，重视心理健康和身体健康。

**气质女人**
**心态年轻会保养**

"怎么样才能每天很开心，这是我被提问频率最高的问题。"武警总医院急救医学中心心理医师史宇一出场就给现场听众抛出了问题。每天都开心是很好的状态吗？按照心理学角度，每天不开心是抑郁状态，而每天都很开心比抑郁更严重，是亢奋状态。扫清不合理期待，是获得幸福的一种能力。

女性在社会中往往扮演着多重角色，家庭琐事、职场压力，好妈妈、好媳妇、好员工的人设压得很多女性喘不过气来。然而，有压力就一定是坏事吗？不一定。做个魅力女人，学会做到在压力下泰然自若、心态平和，在心情不好时积极转变，自然也就身心健康了。

"健康其实就是做到三句话：吃得营养，注意保养，时刻修养，缺一不可。"活动现场，中国保健协会食物营养与安全专业委员会会长孙树侠分享了她的"三养"之道。尽管已77岁高龄了，但孙教授依然精神矍铄，气色很好。她表示，昨天刚做完身体检查，结果正常。

谈起自己的保养心得，孙树侠教授表示，健康是一口口吃出来的，长寿是一点点攒出来的，美丽是一年年养出来的，大家只要做到这三句话，健康不是梦。

"我认为女性最理想的生活状态是，有松有紧的工作，有滋有味的生活，有情有义的交友。我倡议从出生到老去，女性都要关注自身健康。"衰老并不是年龄的老去，而是心态的老去。女性的魅力来源于对自身的自信，对自己身心的负责。

这样，即使皱纹爬上了脸颊，她们依然能拥有笑对生活、包容困境的有趣灵魂。

人民日报社《健康时报》专题报道

## ❖ 第二届健康中国·女性美丽健康促进工程论坛暨瑞德青春峨眉山基地启动仪式

2019年5月4日，由人民日报社《健康时报》、瑞德青春大健康管理中心联合主办的"第二届健康中国·女性美丽健康促进工程论坛暨瑞德青春峨眉山基地启动仪式"在北京人民日报社国际学术报告厅成功举办。论坛邀请北京"三甲"医院知名医学专家15位，分别围绕女性关注的妇科、皮肤、消化、骨科、营养、心脑血管等慢病进行了精彩研讨。

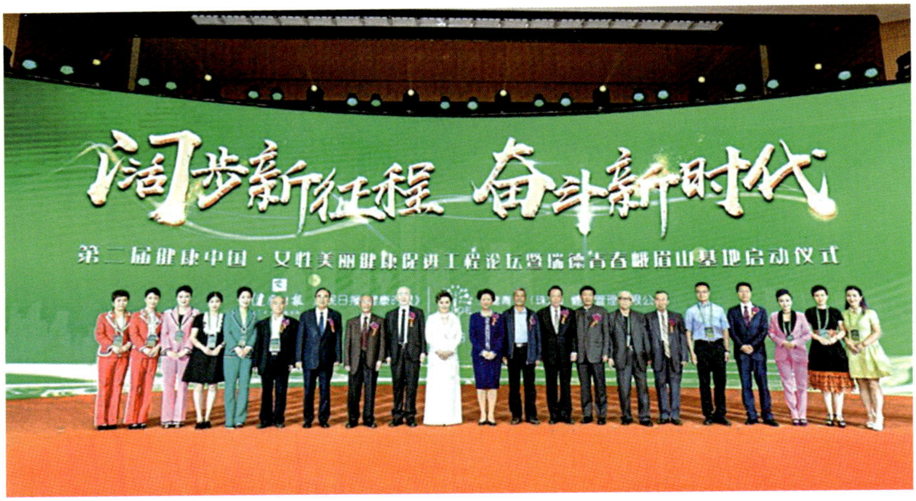


原国务委员、十一届全国人大常委会副委员长、中国老科协会长陈至立，政协第十届全国委会常委（正部长级）、国家民政部原副部长、国家民委原常务副主任陈虹，著名作家、人民日报社原副总编辑梁衡，原国家卫生部副部长、中国医师协会名誉会长殷大奎，中央对外联络部原副部长李北海，原卫生部副部长耿德章，中国妇幼保健协会会长陈资全，原国家食品药品监督管理局副局长张文周，邓小平专职保健医胡士良，中共峨眉山市委常委、市人民政府副市长辜双雄，莎蔓莉莎美容集团创始人、瑞德青春大健康管理中心总裁庄玲，人民日报社《健康时报》总编助理、健康中国年度论坛秘书长李晨玉，以及莎蔓莉莎部分高管合影

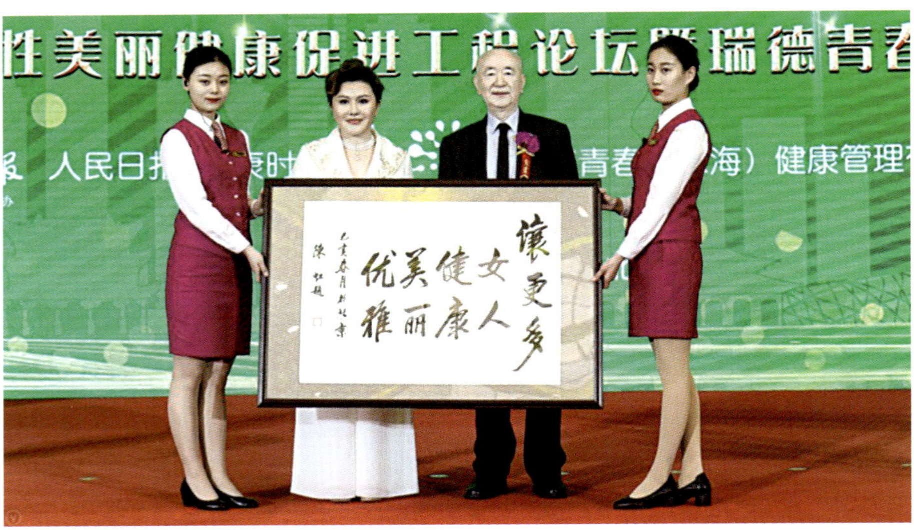

政协第十届全国委会常委（正部长级）、国家民政部原副部长、国家民委原常务副主任陈虹向主办单位赠送墨宝

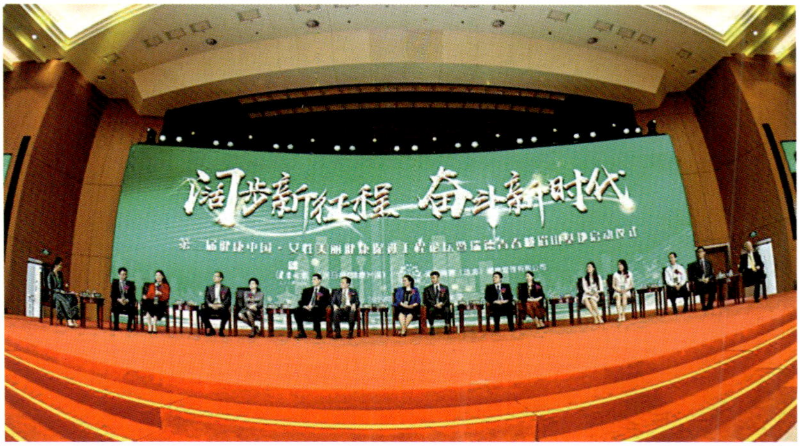


众多专家精彩互动

## 瑞德青春(峨眉山)健康管理项目正式动工

实干不负春光,防疫不误工时。2020 年 3 月 29 日,峨眉山市 2020 一季度重大项目集中开工活动在瑞德青春(峨眉)健康管理项目现场举行,全面吹响全市项目建设的集结号,点燃峨眉高质量发展的引擎。未来,瑞德青春将立足峨眉山,围绕业务方向,助力峨眉山大健康产业建设。把瑞德青春峨眉山基地打造成具有国际竞争力的大健康产业企业,让老百姓享受到更加丰富、更有品质的先进康养服务。

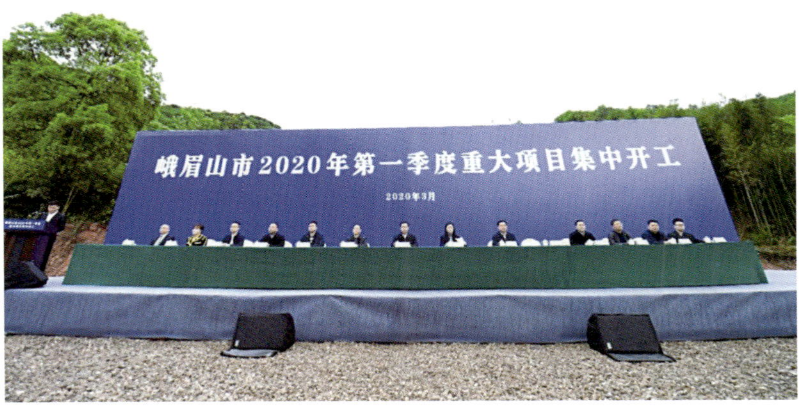


四川省乐山市委常委、峨眉山市委书记、峨眉山景区党工委书记高鹏凌,峨眉山市委副书记、市长、峨眉山景区管委会主任吴小怡,莎蔓莉莎美容集团创始人、瑞德青春大健康管理中心总裁庄玲等出席开工活动